María Elisa Sarmiento de Cannata
Nancy Roxana Vera
Silvia Nelina González

FARMACOVIGILÂNCIA

María Elisa Sarmiento de Cannata
Nancy Roxana Vera
Silvia Nelina González

FARMACOVIGILÂNCIA

Medicina Ecológica na cadeia do medicamento

ScienciaScripts

Imprint

Cover image: www.ingimage.com

This book is a translation from the original published under ISBN 978-613-9-40470-4.

Publisher:
Sciencia Scripts
is a trademark of
Dodo Books Indian Ocean Ltd. and OmniScriptum S.R.L publishing group

120 High Road, East Finchley, London, N2 9ED, United Kingdom
Str. Armeneasca 28/1, office 1, Chisinau MD-2012, Republic of Moldova, Europe
Printed at: see last page
ISBN: 978-620-8-29371-0

FARMACOVIGILÂNCIA

Medicina Ecológica na cadeia do medicamento

María Elisa Sarmiento de Cannata

Nancy R. Vera

Silvia N. González

Agradecimentos

Agradeço a Deus a oportunidade que me deu de escrever esta tese, como contributo para a instituição de ensino universitário onde fui aluna e professora; ao meu marido, meu companheiro de vida e de projectos; ao Pipe pela sua ilustração que representa o meu trabalho; e aos profissionais que me acompanharam nesta aventura científica.

Índice

Resumo

O medicamento utilizado por uma população urbana para diferentes fins, incluindo os terapêuticos, torna-se um poluente quando entra num ecossistema natural, altera o seu equilíbrio, afecta a sua saúde e transforma um ambiente que fornece recursos naturais (água e alimentos de origem vegetal e animal) num perigo para a saúde humana. Este trabalho inicia o estudo da farmacovigilância na bacia hidrográfica do Salí Dulce, com a deteção de modificações no estado de saúde deste ecossistema que põem em perigo a biodiversidade, a sustentabilidade e a saúde humana; para depois procurar a presença de moléculas orgânicas não biodegradáveis como potenciais ingredientes farmacêuticos activos (APIs).

As técnicas padrão utilizadas qualitativa e quantitativamente, bem como as técnicas complementares de espetroscopia de infravermelho com transformada de Fourier e espetrometria atómica com elevada sensibilidade de deteção, foram úteis para a construção de um conhecimento analítico e depois holístico do ecossistema delimitado. A deteção de uma autodepuração alterada no ecossistema aquático, mais a presença de moléculas orgânicas em movimento na água da Bacia, indicam a perda da capacidade do sistema de se libertar das mesmas; isto justifica a necessidade de continuar o estudo ambiental, com o objetivo de identificar as moléculas biologicamente activas e estabelecer a sua concentração.

Nossos achados demonstram a necessidade de atividades de farmacovigilância na Bacia em estudo, associadas a estratégias educativas relacionadas ao uso de medicamentos em cada etapa do seu ciclo de vida, que se dá, em grande parte, na estrutura social conhecida como Cadeia do Medicamento. É necessário envolver os atores da cadeia de medicamentos para o uso eficiente em cada elo da cadeia, o que exige responsabilidade e prudência. A farmacovigilância torna-se uma ferramenta útil para a

Medicina Ecológica, que, ao cuidar da saúde do ambiente, cuida da saúde da população, exposta crónica e inadvertidamente a moléculas biologicamente activas.

Palavras-chave: Bacia do rio Salí Dulce; Medicina ecológica; Ingrediente farmacologicamente ativo; Ingrediente farmacologicamente ativo

Capítulo 1

Contaminantes químicos da água doce

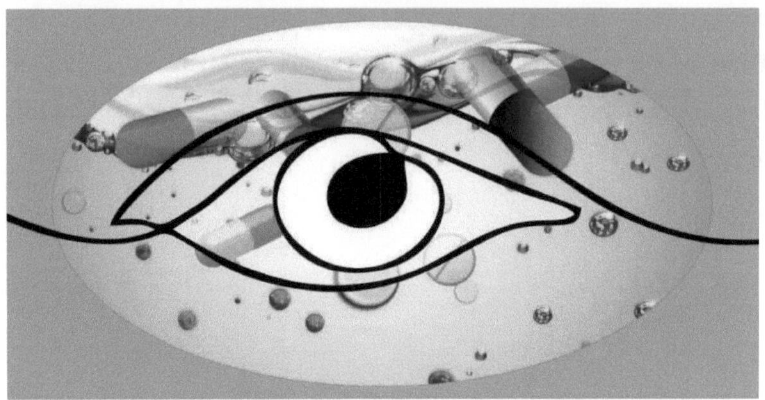

1.1 Definição de poluição
1.2 Tipos de poluição da água
1.3 Comportamento ambiental das substâncias orgânicas
1.4 Comportamento das substâncias orgânicas não biodegradáveis: contaminantes ***emergentes***
1.5 Ingredientes farmacêuticos activos no ambiente aquático.
1.6 Farmacocinética dos poluentes químicos
1.7 Farmacodinâmica dos contaminantes químicos
1.8 Bibliografia

1.1 Poluição - Definição

A ação e o efeito de poluir e de se tornar poluído, ou seja, a alteração nociva da pureza ou das condições normais de uma coisa ou de um ambiente por agentes químicos ou físicos Um poluente é uma substância que surge no ambiente em resultado das actividades humanas e que tem um efeito nocivo no ambiente.

A poluição ambiental [Cattogio 1993] é um estado de perturbação que limita o desenvolvimento sustentável de uma comunidade. Pode ser produzida por agentes físicos, químicos ou biológicos (poluentes) que interagem com diferentes níveis de organização do biota, de uma forma prejudicial para a vida humana, animal ou vegetal.

A poluição química pode ser causada pelo aparecimento de uma nova substância num sistema natural (atmosfera, água, solo) ou pelo aumento da concentração de uma substância no sistema, excedendo as variações típicas e naturais, resultando em danos para a vida humana, animal ou vegetal e alterando negativamente o equilíbrio natural.

A toxicidade dos poluentes depende das suas caraterísticas químicas, da sua concentração e da sua persistência no ambiente. Alguns desaparecem do ambiente muito rapidamente, diz-se que têm uma meia-vida curta, ou seja, 50% da forma tóxica do poluente desaparece, outros persistem no ambiente durante décadas.

A poluição química tem um impacto negativo na saúde, na vida e no desempenho de actividades produtivas como a agricultura e a pecuária, em que a água é um elemento essencial.

A água é um recurso natural escasso, indispensável à vida humana e à sustentabilidade ambiental, que, em consequência do rápido desenvolvimento humano e económico e da utilização inadequada da água como meio de escoamento, tem sofrido uma deterioração alarmante.

A poluição, que altera a qualidade da água e perturba ou destrói os recursos naturais, pode causar riscos para a saúde e afetar as comunidades aquáticas.

1.2 Tipos de poluição da água

Substâncias inorgânicas tóxicas: provenientes da indústria e da exploração mineira, por exemplo, metais pesados, dispersantes, etc. Trata-se de ácidos, sais ou metais tóxicos, como o mercúrio ou o chumbo, cuja presença na água pode causar graves danos aos ecossistemas aquáticos, reduzindo a biodiversidade. Provêm de descargas domésticas, agrícolas e industriais, que podem conter vários compostos químicos.

A contaminação com metais pesados é uma das formas mais perigosas de poluição ambiental, em primeiro lugar porque não apresenta qualquer possibilidade de degradação química ou biológica e, em segundo lugar, porque pode ser bioacumulada de várias formas e permanecer nos organismos durante longos períodos de tempo.

As fontes típicas de águas residuais contêm grandes quantidades de metais como o crómio, o cádmio, o cobre, o mercúrio, o chumbo e o zinco, que têm os seguintes efeitos no ambiente: mortalidade do plâncton, dos moluscos e dos peixes, além de se acumularem nos sedimentos.

Outros metais como o ferro, o cálcio, o magnésio ou o manganésio estão também presentes nas águas residuais industriais, sendo os seus efeitos, menos perigosos que os anteriores, responsáveis pela alteração das caraterísticas da água: cor, dureza, salinidade e incrustação.

Substâncias orgânicas tóxicas: O comportamento dos compostos orgânicos depende da sua estrutura molecular, do seu tamanho e da presença de grupos funcionais, que são importantes factores determinantes da toxicidade.

É necessário conhecer a estrutura dos compostos orgânicos para prever o seu destino nos organismos vivos e no ambiente.

As moléculas de poluentes orgânicos são classificadas de acordo com a sua origem:

-Moléculas orgânicas naturais: são as sintetizadas pelos organismos vivos e as derivadas do petróleo, como os hidrocarbonetos. Os hidrocarbonetos são compostos que contêm apenas carbono e hidrogénio. Dividem-se em duas classes: os hidrocarbonetos alifáticos e os hidrocarbonetos aromáticos. Estes últimos são muito mais reactivos do que os hidrocarbonetos alifáticos.

Moléculas orgânicas artificiais: são substâncias que não existem na natureza e que foram fabricadas ou sintetizadas pelo homem, por exemplo, plásticos, produtos farmacêuticos, desodorizantes, perfumes, detergentes, sabões, fibras têxteis sintéticas, polímeros em geral ou corantes orgânicos [Halden 2015].

1.3 Comportamento ambiental das substâncias orgânicas

As substâncias orgânicas biodegradáveis são fornecidas pelos produtores primários (através da fotossíntese) e pelos processos vitais dos organismos vivos, incluindo o homem. As substâncias não biodegradáveis resultam de processos antropogénicos (exploração de combustíveis fósseis, produção industrial, agricultura, criação de animais, etc.) e incluem os pesticidas organoclorados e os bifenilos policlorados.

1.4 Comportamento das substâncias orgânicas não biodegradáveis: contaminantes emergentes

De origem antropogénica. Por exemplo, biocidas [Dhillon et al., 2015], corantes (anilinas), hidrocarbonetos, etc. Os compostos orgânicos sintéticos, que são difíceis de biodegradar, incluem pesticidas halogenados, organoclorados, bifenilpiclorados e hidrocarbonetos aromáticos policíclicos.

Poluentes orgânicos persistentes (POP)

Caracterizam-se pelo seguinte desempenho ambiental:

Baixa solubilidade em água e elevado teor de lípidos, pelo que podem atravessar as membranas biológicas e acumular-se nos depósitos de gordura, principalmente nos peixes e mamíferos: bioacumulação.

-Persistente no ambiente. Tempo de permanência muito longo no ambiente: resistente à degradação fotolítica, biológica e química.

-Propagação para outras localizações geográficas

A bioacumulação altera a cadeia alimentar, fazendo com que os predadores consumam presas contaminadas; assim, os seres humanos podem ser expostos a contaminantes químicos através da ingestão de peixe contaminado; se o contaminante persistir no ambiente aquático, a exposição ocorre através da água potável ou de actividades recreativas.

Além disso, podem levar à biomagnificação, acumulando-se no topo da cadeia alimentar.

Há poluentes orgânicos que são persistentes no ambiente, devido à sua entrada contínua, como é o caso dos poluentes emergentes de origem urbana, tais como os detergentes que produzem espumas e adicionam fosfato à água (eutrofização), reduzindo assim grandemente o poder de auto-purificação dos rios ao dificultar a atividade bacteriana. Interferem igualmente nos processos de floculação e de sedimentação nas estações de tratamento.

Contaminantes emergentes no meio aquático

Os Contaminantes Emergentes (CEs) (Elorriaga Yanina et al. 2012) são compostos de origem e natureza química diferentes, que se encontram disseminados no ambiente e que têm sido detectados em fontes de abastecimento de água, águas subterrâneas, águas residuais [Stuart et al. 2012] e mesmo em água potável.

Pouco se sabe sobre a sua ocorrência, impacto e tratamento; na maioria dos casos, são poluentes não regulamentados, candidatos a regulamentação futura, dependendo da investigação sobre os seus potenciais efeitos na saúde e dos dados de monitorização relativos à sua ocorrência.

Trata-se de pesticidas, produtos farmacêuticos, drogas ilícitas, compostos de "estilo de vida", produtos de higiene pessoal (PPCPs: Pharmaceuticals and Personal Care Products) e outros. O primeiro subgrupo (Produtos Farmacêuticos - P) corresponde aos produtos farmacêuticos propriamente ditos, naturais ou sintéticos, utilizados na terapêutica humana e animal. O segundo subgrupo (Personal Care Products - PCPs), cujas formulações se baseiam em produtos sintéticos multifuncionais (tintas para o cabelo, batons, géis para o cabelo, cosméticos, champôs, pastas de dentes, fragrâncias, antitranspirantes, desodorizantes, loções e cremes para o corpo, sais de banho, incensos, protectores solares, etc.).

Podem ser encontrados nos resíduos sólidos (por exemplo, lixeiras urbanas a céu aberto), nos efluentes urbanos (domésticos, municipais, industriais) ou nos efluentes agrícolas; as actividades associadas à produção animal intensiva (explorações leiteiras, confinamentos) ou à aquicultura também contribuem para a dispersão ambiental destes poluentes que acabam por ser incorporados nos meios aquáticos, superficiais ou subterrâneos [Teijón et al., 2010].

Os avanços tecnológicos, nomeadamente nas técnicas analíticas, contribuíram para a confirmação inequívoca da sua presença, mesmo em concentrações vestigiais, e para o facto de a sua quantidade nos meios aquáticos estar a aumentar rapidamente. Tanto nas fases líquidas dos ambientes aquáticos (superficiais e subterrâneos) como nas fases sólidas associadas (sedimentos), foi detectada uma diversidade significativa de CE.

Os dados disponíveis mostram que as variedades químicas e as quantidades de tais produtos que são descarregadas nos ambientes aquáticos estão a aumentar constantemente.

Os problemas complexos e variados que estes poluentes podem causar nos meios aquáticos estão associados, entre outros factores, à sua diversidade química, à incapacidade do meio para os degradar e às interações químicas que surgem no meio onde entram, ou seja, a combinação com outras moléculas.

A literatura [Garcia-Gomez et al., 2011; Teijón et al., 2010; Ferrari et al., 2003] refere que os tratamentos convencionais de atenuação dos efluentes líquidos (industriais e domésticos) antes da sua descarga nas massas de água superficiais, que podem ser veículos destes produtos, não são suficientes para os reter, degradar ou inativar antes de entrarem nos meios aquáticos naturais que são os seus receptores finais.

Por último, é consensual que as concentrações que os CE podem atingir, em particular nas massas de água periurbanas, devem ser monitorizadas para detetar efeitos adversos tanto localizados como distantes, com riscos para a saúde humana, vegetal e animal [Carrión Cruz 2016; Delgado de Bravo 1996; Di Pace 1992; García Gómez et al. 2011].

1.5 Ingredientes Farmacêuticos Activos no ambiente aquático [Rebollo et al, 2010].

O ambiente aquático tem sido muito afetado pelos resíduos de compostos farmacêuticos [Barceló e López 2007]. Estes não só afectam os processos biológicos utilizados no tratamento das águas residuais municipais, como também ultrapassam os limites de potabilização.

A contaminação por drogas está principalmente relacionada com o uso em ambientes urbanos e decorre do metabolismo endossomático e exossomático de um ambiente urbano [Delgado de Bravo 1996; Di Pace 1992; Duran 1995], está relacionada com a excreção de drogas ou metabolitos na urina e nas fezes e com a eliminação de drogas expiradas ou não consumidas, que entram continuamente num corpo aquático, em baixas concentrações, medidas na água do rio em microgramas por litro (carga poluente), o que implica que o ciclo de vida das drogas não está fechado e que a redução do uso com base em critérios de racionalidade é fundamental.

As vias de entrada dos medicamentos no ambiente são: águas residuais domésticas e industriais (através da urina e das fezes dos doentes), efluentes hospitalares (descarregados nas sanitas e nos lavatórios), efluentes de actividades agrícolas e pecuárias, de fossas sépticas

MEDICAMENTO Y COMUNIDAD
REGISTRO
COMERCIALIZACION
DISTRIBUCION
PRESCRICCION
DISPENSACION
USO
CADENA DEL MEDICAMENTO
Industria Farmacéutica, Políticos, Reguladores, Gestores de los Sist. de atención de Salud, Inst. Universitarias, Sociedades Científicas, Profesionales de Salud, usuarios, Organizaciones de Consumidores, etc.

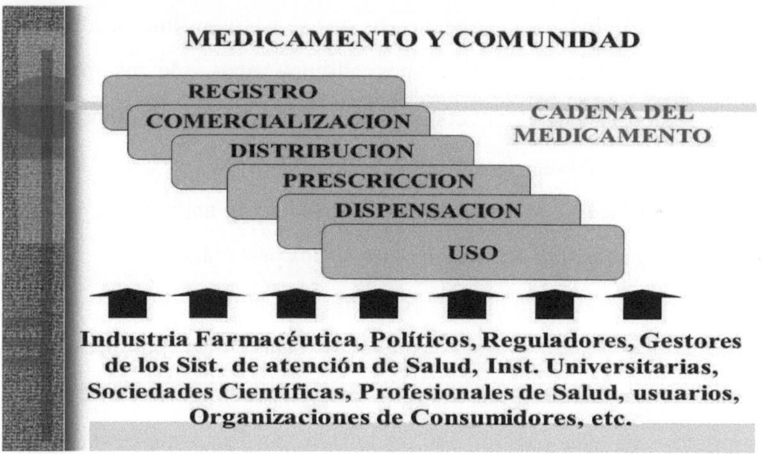

Figura 1 Medicamentos e Comunidade: Cadeia de Medicamentos. [Laporte J.R, Tognioni G. Principles of Drug Epidemiology. 2nd Edition].

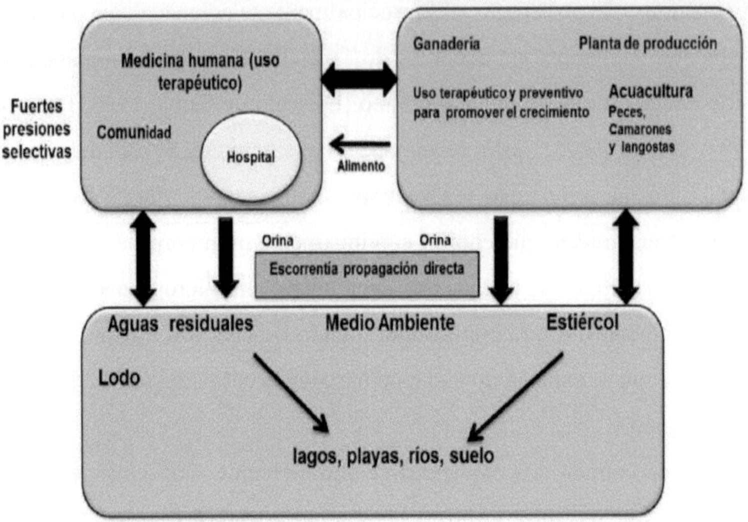

Figura 2 Ecossistema Urbano - Interação com o Ambiente Natural (Fonte: https://www.tecnoaqua.es)

De todos os poluentes emergentes, os que são provavelmente objeto de maior preocupação e estudo nos últimos anos são os produtos farmacêuticos [Fent et al. 2006] e, em particular, os antibióticos. A utilização de produtos farmacêuticos nos países da UE é estimada em toneladas por ano, e muitos dos mais utilizados são antibióticos, que são utilizados em quantidades semelhantes às dos pesticidas.

Em resultado da investigação realizada até à data, alguns produtos farmacêuticos estão a ser considerados pela União Europeia como possíveis candidatos à inclusão na lista de contaminantes orgânicos prioritários na água potável, não tendo sido, por enquanto, estabelecidos limites máximos na água potável, sendo muito provável que venham a ser regulamentados num futuro próximo.

Atualmente, na Europa, existem mais de 3000 ingredientes activos autorizados para utilização nos cuidados de saúde. No entanto, desde que o primeiro resíduo de ácido clofíbrico foi detectado até à data, apenas cerca de 100 foram analisados em diferentes compartimentos ambientais [Fatta-Kassinos et al, 2011].

É, pois, evidente a necessidade de prosseguir os trabalhos nesta linha de investigação, que deverá incluir o estudo dos metabolitos [Celiz et al., 2009] e dos produtos de transformação, para além do facto de estas moléculas estarem continuamente a entrar no ambiente.

Atualmente, o número de artigos dedicados à análise de fármacos em água é muito superior ao da análise em matrizes sólidas. Este facto deve-se provavelmente à grande complexidade do estudo destas matrizes. No entanto, os avanços tecnológicos no domínio da química analítica permitem responder a este desafio com uma elevada probabilidade de sucesso.

Os grupos de drogas que são atualmente considerados os mais perigosos e que necessitam de investigação são: [Ferrari et al.]

Analgésicos: São um dos fármacos mais consumidos em todo o mundo e são considerados os mais automedicados (ASHP); foi registada a presença de diclofenac e AAS nas águas residuais [Jimenez C 2011], e de naproxeno, ibuprofeno e acetaminofeno nas águas residuais hospitalares. Do mesmo modo, foi registada a presença de metabolitos do ibuprofeno [Celiz et al. 2009]; este é um indicador importante da necessidade de conhecer as vias metabólicas de cada um dos compostos, a fim de determinar ou excluir a origem da sua toxicidade. Mais preocupante tem sido a persistência no meio aquático de fármacos como o ibuprofeno, o diclofenac, a carbamazepina ou o ácido clofíbrico, que ainda estão presentes na água potável.

-Antibióticos: Estes fármacos são amplamente utilizados em todo o mundo; o seu efeito contra microrganismos patogénicos em animais e humanos, bem como a sua utilização para a conservação de alimentos, aumentaram a sua produção e consumo, permitindo grandes descargas em massas de água [Watkinson et al., 2009] com manifestações de resistência microbiana nas áreas de estudo. Entre os antibióticos mais frequentemente notificados nas massas de água encontram-se as tetraciclinas, os aminoglicosídeos, os macrólidos, os beta-lactâmicos e a vancomicina, entre outros, com a possibilidade de desenvolvimento de estirpes bacterianas resistentes que tornam estes compostos ineficazes para o objetivo terapêutico para o qual foram concebidos [Díaz-Cruz et al, 2003] (os antibióticos ocupam o terceiro lugar em volume de utilização de todos os fármacos utilizados em medicina humana e são também um dos mais utilizados em medicina veterinária).

Anti-hipertensivos: Hipertensão arterial, a doença cardiovascular mais comum no mundo. Constituem um grupo muito alargado e incluem os antagonistas do cálcio, os inibidores da enzima de conversão da angiotensina e os beta-bloqueantes, entre outros. Alguns β-bloqueadores como o atenolol, o metoprolol e o propranolol atingiram níveis superiores a 0,017μg/L em efluentes de águas municipais.

Meios de contraste: nos raios X, porque são muito persistentes, não são removidos nas estações de tratamento e atingem facilmente as águas subterrâneas por percolação através dos solos.

-Citostáticos: devido à sua elevada potência farmacológica, apresentam frequentemente propriedades carcinogénicas, mutagénicas ou embriogénicas e, tal como os anteriores, parecem apresentar uma eliminação negligenciável nos processos de depuração.

-Estrogénios: utilizados principalmente como contraceptivos e para o tratamento de perturbações hormonais, responsáveis em muitos casos pelo aparecimento de fenómenos de feminização, hermafroditismo e redução da fertilidade.

Convém recordar que as listas de produtos farmacêuticos incluem várias categorias de produtos farmacêuticos (tais como vitaminas, electrólitos, aminoácidos, péptidos, hidratos de carbono, vacinas) que são considerados seguros. Nem todos os produtos químicos são contaminantes. Nem todos os poluentes são produzidos pelo homem.

1.6 Farmacocinese de contaminantes químicos (IFA)

Os contaminantes emergentes CSE apresentam propriedades diversas e complexas em termos do seu comportamento e impacto quando entram em ambientes aquáticos; a cinese e o dinamismo destas moléculas dependem não só das caraterísticas do fármaco, mas também das matrizes destes ambientes, pelo que as variações temporais e espaciais do ambiente, com diferentes capacidades de biodegradação, onde os CSE podem perturbar este processo de inativação da matéria orgânica no sistema aquático, devem ser consideradas para abordar estes estudos.
Uma avaliação realista dos IFAs no ambiente aquático exige um estudo integrado das águas subterrâneas-solo/sedimento-água superficial. As concentrações encontradas nas águas superficiais (em consequência da remoção incompleta nas estações de tratamento de águas) ou nas águas subterrâneas (devido à baixa atenuação de alguns compostos durante a percolação através dos solos) situam-se geralmente na gama de ng/L ou µg/L, ao passo que nos solos e sedimentos, onde podem persistir durante longos períodos de tempo (a meia-vida do ácido clofíbrico, por exemplo, é estimada em 21 anos), atingem concentrações até g/L [Barceló e López, 2007; Barcelo 2008].
Um problema adicional é o facto de o seu comportamento no ambiente poder ser diferente do observado em estudos com animais e humanos devido a condições diferentes.
A especialista espanhola Damiá Barceló explica o perigo dos poluentes emergentes tendo em conta os seguintes parâmetros cinéticos e dinâmicos:

- Persistência: está relacionada com as propriedades físico-químicas das moléculas. A sua persistência é expressa por uma semi-vida longa como consequência da sua difícil degradação, o que é motivo de preocupação, por exemplo, os agentes de contraste: quase todos são compostos orgânicos de iodo, que são muito difíceis de degradar fotoquimicamente, biologicamente e/ou quimicamente; as hormonas que se degradam muito lentamente no ambiente, pelo que podem acumular-se na cadeia alimentar, devido à sua relativa insolubilidade na água e elevada solubilidade nas gorduras; o antibiótico eritromicina, o anti-inflamatório naproxeno e o antilipémico ácido clofíbrico permanecerão inalterados durante vários anos após a descarga, mas, por vezes, são os seus metabolitos que são mais persistentes.

- Transformações: Na água, podem ser metabolizadas por oxidação, hidrólise ou fotólise ou interagir com outras moléculas, provocando a transformação de substâncias perigosas em substâncias potencialmente mais tóxicas, muitas das quais, sendo biologicamente activas, actuam como desreguladores endócrinos.

- Bioconcentração: se a substância tiver uma maior afinidade com os tecidos do que com a água, pode atingir concentrações mais elevadas nos tecidos.

- Bioacumulação: Refere-se à acumulação líquida ao longo do tempo num organismo a partir de fontes bióticas (outros organismos) e abióticas (solo, ar, água). Muitos poluentes que se encontram diluídos no ambiente podem aumentar a sua concentração nas células dos organismos que atingem níveiselevados de perigo. Como a concentração de substâncias aumenta com o tempo, os organismos mais velhos têm concentrações mais elevadas.

- Biomagnificação: Ocorre ao nível do ecossistema, aumentando a concentração à medida que se sobe na cadeia alimentar. A biomagnificação é um processo de bioacumulação de uma substância tóxica (por exemplo, o pesticida DDT), que ocorre em baixas concentrações nos organismos no início da cadeia alimentar e em proporções mais elevadas à medida que se sobe na cadeia alimentar. A magnificação biológica é a tendência dos contaminantes para se concentrarem nos sucessivos níveis tróficos. Este fenómeno é muitas vezes prejudicial para os organismos em que se concentram estes materiais, uma vez que os poluentes são quase sempre tóxicos. A concentração do produto no organismo consumidor é superior à concentração do mesmo produto no organismo consumido.

- Mobilidade ambiental: capacidade de deslocação no ambiente. A água contaminada espalha o tóxico à biota, à flora e à fauna, provocando a morte de espécies, o aumento de intoxicações subclínicas em grupos humanos, bem como a perda de água como recurso utilizável e a provável contaminação de aquíferos. Os factores que controlam a mobilidade dos poluentes são:- as caraterísticas químicas do poluente;- as caraterísticas químicas da matriz com a qual o poluente interage; a natureza física e biológica do meio onde o poluente se vai alojar;- as forças físicas que mobilizam os elementos do meio, os ventos, o caudal dos rios e os processos físicos e químicos mediados pelo biota.

1.7 Farmacodinâmica dos contaminantes químicos (API)

As consequências nocivas ou indesejáveis associadas aos produtos farmacêuticos nos compartimentos ambientais podem manifestar-se mesmo quando se encontram em concentrações muito baixas (micropoluentes orgânicos), ou na ausência das moléculas que as provocaram. Os seus efeitos sobre um ecossistema natural podem ser de grande amplitude, afectando indivíduos, populações e comunidades:

Efeitos letais: Toxicidade devida a efeitos negativos na saúde dos animais e das plantas. Os contaminantes podem alterar o funcionamento da cadeia trófica, quebrando as relações alimentares entre produtores, consumidores e decompositores. Numa cadeia trófica, cada elo (nível trófico) obtém a energia necessária para a vida do nível imediatamente superior; assim, a energia flui através da cadeia de uma forma linear e ascendente.

Note-se que uma taxa elevada de degradação ambiental não garante a segurança toxicológica subsequente de um medicamento no meio aquático, uma vez que os produtos de transformação gerados podem também apresentar toxicidade ou ser bioacumulados por outras espécies que coabitam no mesmo local. Ao afetar o funcionamento da cadeia trófica, os poluentes químicos criam uma crise de biodiversidade.

Uma cadeia alimentar, em rigor, tem vários inconvenientes se um elo desaparecer: - O elo que depende diretamente dele desaparecerá com ele, pois ficará sem alimentos e sem a energia necessária para se sustentar; o nível que perde os seus predadores ficará sobrepovoado; os níveis inferiores e adjacentes ficarão desequilibrados, devido à falta de competição entre essa espécie e a que compõe o elo que desapareceu.

A perda de biodiversidade é o resultado de um processo de deterioração dos ecossistemas naturais, que é caraterístico da atual crise ambiental.

Exemplos desta situação são o caso do diclofenac, que, para além de afetar os rins dos mamíferos, foi associado (como consequência da sua utilização em medicina veterinária) ao desaparecimento dos abutres brancos na Índia e no Paquistão, o que, segundo o autor deste estudo [Fent K et al., 2006], constitui um desastre ecológico comparável ao que aconteceu no passado com o DDT. Outro exemplo é o propanolol, que a equipa de investigação do Dr. Barceló detectou em várias ocasiões em Espanha e que demonstrou ter efeitos nocivos no zooplâncton e nos organismos bentónicos. [Fent K et al., 2006].

Efeitos sub-letais: embora possam parecer menos perigosos do que os efeitos letais, são maiores na população e podem manifestar-se através de modificações genéticas, bioquímicas, fisiológicas, comportamentais ou do ciclo de vida. Os efeitos sub-letais não são fáceis de identificar. A utilização de biomarcadores bioquímicos permitiu registar progressos na sua identificação.

Os efeitos ambientais mais graves são observados no que diz respeito aos compostos desreguladores endócrinos (Argemi, F2005) (Fernandez, M 2014), com alegações de que a exposição a estações de tratamento de águas residuais pode causar a feminização em algumas espécies de peixes: os estrogénios contraceptivos tiveram este efeito em várias espécies de peixes e anfíbios. As hormonas são consideradas tóxicas para as algas, os invertebrados e os peixes. Afectam uma grande parte dos peixes que as absorvem facilmente e modificam o seu processo reprodutivo e até o seu comportamento sexual. Os organismos expostos a mais do que um poluente podem apresentar efeitos tóxicos aditivos, antagónicos ou sinérgicos, pelo que os efeitos podem ser nulos, letais ou subletais.

Mutações: Os antineoplásicos são normalmente encontrados em efluentes líquidos, são drogas que levam muito tempo para serem eliminadas pelo organismo humano. As maiores concentrações são detectadas em efluentes hospitalares. São perigosos por serem considerados mutagénicos e tóxicos para a reprodução. Não são bem eliminados nas estações de tratamento de esgotos e são muito persistentes no ambiente, pois são pouco biodegradáveis. Os efeitos manifestam-se mais frequentemente na descendência do que no progenitor exposto. Resistência bacteriana: O uso e abuso de antibióticos significa que estes se encontram em níveis muito elevados nos efluentes líquidos de hospitais e centros urbanos. Alguns antibióticos são degradados nas estações de tratamento de águas residuais, mas outros não o são e são reintroduzidos no ambiente. Encontram-se com alguma frequência na água potável distribuída. Os antibióticos perturbam a comunidade bacteriana natural e contribuem para o aumento de bactérias resistentes. Os seres humanos podem ingerir resíduos de antibióticos desta forma, não só através da água potável, mas também através da ingestão de peixe e marisco, perturbando a flora intestinal normal.

1.8 Bibliografia

Argemi, F; Cianini, N; Porta, A. Endocrine Disruption Environmental Perspectives and Public Health. Ata Bioquim. Clin Latinoam 39, 3 (2005).

Barceló D. e López MJ. (2007). Contaminação e qualidade química da água: o problema dos poluentes emergentes. Painel Técnico-Científico de acompanhamento da política da água. Instituto de Investigaciones Químicas y Ambientales-CSIC. Barcelona.

Barceló D. (2008). Consejo Superior de Investigaciones Científicas (Espanha), editores. Aguas continentales. Madrid: Consejo Superior de Investigaciones Científicas. 276 p. (Relatórios CSIS).

Carrión Cruz D.A. (2014). Tratamento de águas residuais e sua influência no direito a um ambiente saudável dos cidadãos que vivem nos arredores do rio Machángara ao sul do Distrito Metropolitano de Quito. [Tese de Licenciatura].

Cattogio J. (1993). Contaminantes ambientales, Material de estudio Especialidad Ambiente y Patología Ambiental, Escuela de Patología Ambiental, Facultad de Medicina, UNP, S/P.

Celiz M.D., Tso J., Aga D.S. (2009). Metabolitos farmacêuticos no ambiente: desafios analíticos e riscos ecológicos. Environ Toxicol Chem 28, 2473-2484.

Dhillon G., Kaur S., Pulicharla R., Brar S., Cledon M., Verma M., Surampalli RY. (2015). Triclosan: Current Status, Occurrence, Environmental Risks and Bioaccumulation Potential (Situação atual, ocorrência, riscos ambientais e potencial de bioacumulação). Int J Environ Res Public Health. 12(5), 5657-5684.

Delgado de Bravo, M. Ambiente y Calidad de vida: una respuesta a los problemas de las metrópolis latinoamericanas, Buenos Aires 1996.

Dicionário da Real Academia Espanhola (Vigésima segunda edição).

Díaz-Cruz M.S., López de Alda M.J., Barcelo D. (2003). Comportamento ambiental e análise de medicamentos veterinários e humanos em solos, sedimentos e lamas. Tendências em Química Analítica, Vol. 22 (6), 340-351.

Di Pace M., Feoeaovisky S. Haadoy J., Mazzucchelli S. (1992). Ambiente urbano na Argentina, Buenos Aires. CEAL.

Duran D., Baxendale C., Bortagaray L., Buzai G., Casas R., Curto de Casas S., Fuschini Mejias M., Paso Viola L., Pierre L., Roccatagliata J. Torchio M. (1995) La Argentina ambiental: Naturaleza y sociedad. Buenos Aires.

Elorriaga Y., Marino D.J., Carriquiriborde P., Ronco A.E. (2012). Contaminantes emergentes. Produtos farmacêuticos no meio ambiente. 7º Congresso Ambiental. UNLP. Disponível em: http://www.congresos.unlp.edu.ar/index.php/CCMA/7CCMA/paper/viewFile/932/216

Fatta-Kassinos D., Meric S., Nicolaou A. (2011). Resíduos farmacêuticos em águas ambientais e águas residuais: estado atual do conhecimento e investigação futura. Anal Bioanal Chem 399, 251-275.

Ferrari B., Mons R., Vollat B., Fraysse B., Lo Giudice R., Pollio A. e Garric J. (2004). Avaliação do risco ambiental de seis produtos farmacêuticos para uso humano: os actuais procedimentos de avaliação do risco ambiental são suficientes para a proteção do ambiente aquático? Environmental Toxicology and chemistry 23 (5), 1344-54.

Fent K., Weston A. e Caminada D. (2006). Ecotoxicologia de produtos farmacêuticos para uso humano. In: Aquat Toxicol. 76, 122-59.

Fernández M e Olea N. Endocrine Disruptors: enough evidence to act? Instituto de Investigación Biosanitaria de Granada, Universidade de Granada; CIBER de Epidemiología y Salud Pública, CIBERESP, Espanha. Gac Sanit.2014; 28(2): 93-95.

García-Gómez C., Gortáres-Moroyoqui P., Drogui P. (2011). Contaminantes emergentes: efeitos e tratamentos de remoção Contaminantes emergentes: efeitos e tratamentos de remoção. Rev Quimica Viva 10(2), 96-105.

Halden UK. 2015. Epistemologia dos contaminantes de preocupação emergente e meta-análise da literatura. J Hazard Mater 282, 2-9.

Jiménez C. (2011). Poluentes orgânicos emergentes no meio ambiente: produtos farmacêuticos. Rev. Lasallista Investig. 8 (2), 143-153.

Rebollo C., Gros Calvo M., Lopez M., Petrovic A., Ginebrada Marti A., Barceló Culleres D. (2011). "Repercusiones Sanitarias de la Calidad del Agua: Los residuos de los medicamentos en el agua". Rev. salud ambient. 11(1-2), 17-26.

Sánchez E. (2002). O princípio da precaução: implicações para a saúde pública. Gac Sanit., 16(5), 371-3.

Stuart M. Lapworth D., Crane E., Hart A. (2012). Revisão do risco de potenciais contaminantes emergentes nas águas subterrâneas do Reino Unido. Science of the Total Environment 416, 1-21.

Teijon G., Candela L., Tamoh K., Molina-Díaz A., Fernández-Alba A.R. (2010). Ocorrência de contaminantes emergentes, substâncias prioritárias (2008/105/CE) e metais pesados em águas residuais tratadas e águas subterrâneas na instalação Depurbaix (Barcelona, Espanha). Science of the Total Environment 408, 3584-3595.

Watkinson A.J., Murby E.J., Kolpin D.W., Costanzo S.D. (2009). A ocorrência de antibióticos num reservatório de água urbano: das águas residuais à água potável. Sci Total Environ. 407, 2711-2723.

Capítulo 2

Antecedentes de contaminação por drogas

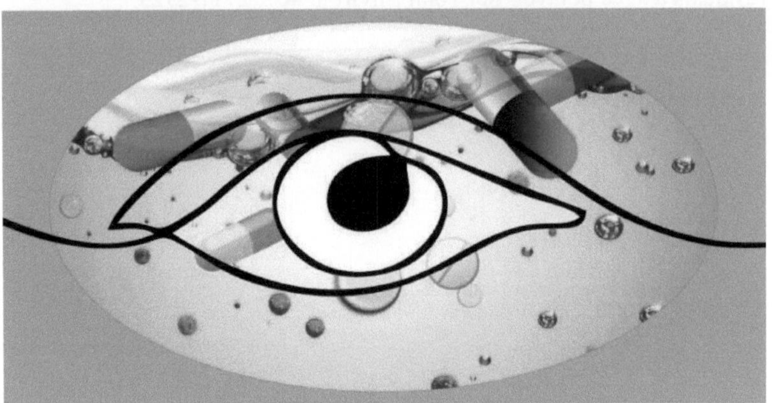

2.1 Poluição de rios urbanos - Poluentes emergentes

A atividade humana está a aumentar a pressão sobre os ecossistemas, o que leva a mudanças drásticas, devido ao facto de estes não estarem isolados na natureza e, devido à sua interação, produzirem efeitos de rede que não são imediatamente percebidos, dando assim origem a problemas que são aparentemente locais e que, devido a este efeito de rede, se tornam um problema regional [Barragán 2011].

As primeiras provas da presença de fármacos no meio aquático surgiram nos anos 70 com a identificação, nas águas residuais dos EUA, do ácido clofíbrico, que é o metabolito ativo de vários reguladores dos lípidos sanguíneos (clofibrato, etofilina clofibrato e etofibrato), e foi nos anos 90 que a questão dos fármacos no ambiente começou a ganhar força, principalmente em 1998 com os trabalhos de Rapport e a abordagem ecossistémica da saúde [Rapport et al. 2000].

Para além da poluição agroindustrial dos ecossistemas, a poluição de origem urbana, os poluentes químicos provenientes de produtos de higiene pessoal, actividades diversas e resíduos de medicamentos, conhecidos como Poluentes Emergentes [Daughton e Ternes, 1999 - Jjemba 2006 - Barceló 2007].

Os poluentes químicos urbanos têm origem em ambientes profissionais, incluindo resíduos farmacêuticos [Jimenez 2011] (ingredientes farmacêuticos activos) que são eliminados em estabelecimentos de cuidados de saúde [Kummerer 2001] e também em agregados familiares [Bound et al., 2006] que chegam ao ambiente através de esgotos.

A pesquisa de contaminantes químicos emergentes é efectuada nas águas residuais [Kummerer 2009- Fatta-Kassinos et al., 2011-Wang e Wang 2016] aferentes e eferentes das ETAR [Aznar 2016], nas águas superficiais dos rios, nas águas subterrâneas [Sui et al., 2015] e nos sedimentos [Hernando et al., 2006].

2.2 Projeto Aquaterra - Projeto Chave Modelo

A monitorização de drogas e drogas de abuso realizada pelo Departamento de Química Ambiental, Instituto de Diagnóstico Ambiental (Barceló D 2008) e Estudos da Água (IDAEA); Consejo Superior de Investigaciones Científicas (CSIC) [Barceló 2008] Institut Catalá de Recerca de l' Aigua (ICRA) e Institució Catalana de Reserca i Estudis Avancats (ICREA) constitui a evidência científica mais forte. Foram efectuados no meio aquático das bacias hidrográficas dos rios Llobregat e Ebro, com o objetivo de avaliar a qualidade da água em relação à presença destas substâncias. Este trabalho é financiado com a ajuda dos projectos europeus AQUATERA e MODEL KEY (2005).

O projeto Aquaterra do Instituto de Investigaciones Químicas y Ambientales del Consejo Superior de Investigaciones Científicas de España (CSIC) lançou o alerta em 2005, depois de analisar as águas de cinco rios na Europa, incluindo o Ebro, com um rastreio em 18 pontos ao longo do rio, todos eles positivos. Foram encontradas dezenas de medicamentos pertencentes a diferentes grupos farmacológicos que actuam no SNC: psicotrópicos (diazepam); antiepilépticos (carbamazepina); no sistema CV: beta-bloqueadores (atenolol, propanolol); reguladores do colesterol (bezafibrato); antibióticos: amoxicilina, sulfametoxazol; analgésicos: ibuprofeno, diclofenac; contraceptivos; esteróides; meios de contraste.

O perigo do Efeito de Rede é expresso quando os compostos farmacêuticos foram identificados a jusante do ponto de descarga das estações de tratamento de esgotos urbanos como a principal fonte de emissão destes poluentes para o meio aquático; o perfil da poluição farmacêutica é bastante semelhante nos rios estudados.

Para além da identificação dos fármacos, os relatórios incluem índices de concentração e de risco ambiental (HQ) calculados para os fármacos em diferentes níveis tróficos (algas, dafnídeos, peixes); indicam que os compostos com maior risco ecotoxicológico no Llobregat são o sulfametoxazol para as algas, o gemfibrosil para as algas e os peixes, o ácido clofíbrico e a eritromicina para os dafnídeos e o ibuprofeno para todas as ligações tróficas. No Ebro, os compostos mais problemáticos são o sulfametoxazol para as algas, a eritromicina, o ácido clofíbrico e a fluoxetina para os dafnídeos.

A presença de antibióticos e o perigo da emergência de resistência bacteriana [Watkinson et al., 2009, Kummerer 2004, Dang et al., 2007] com as suas graves consequências farmacoterapêuticas, mostra a necessidade de restaurar a saúde dos ecossistemas; os resíduos farmacêuticos são tóxicos para o ecossistema [Fent et al., 2006; Sanderson et al., 2003], afectando a vida do ecossistema, com o perigo para os seres humanos de exposição inadvertida [Daughton 2008].

A descarga de antibióticos prejudica o ambiente ao provocar efeitos tóxicos. Segundo um estudo da Universidade Autónoma de Madrid (UAM) e da Universidade de Alcalá, publicado na revista "Water Research", as misturas de antibióticos de diferentes famílias aumentam o risco de toxicidade, mesmo quando as concentrações são baixas, conduzindo a um efeito sinérgico que afecta as cianobactérias e as algas verdes, produtores primários dos ecossistemas, de acordo com a signatária do trabalho Francisca Fernadez Piñas. A eritromicina é um composto tóxico para as algas verdes e as cianobactérias, de tal forma que pode ser rotulado, ao abrigo dos regulamentos da UE, como muito tóxico para a vida aquática. Foi também calculado um quociente de risco, ou seja, o rácio entre a concentração medida no ambiente e a concentração em que não representa qualquer risco; concentrações superiores à unidade indicam concentrações nocivas para os organismos no ambiente.

Vários grupos farmacológicos já foram identificados no meio aquático, os agentes hipolipidémicos, aos quais pertence o ácido clofíbrico, embora tenha sido um dos primeiros a ser detectado, ainda estão presentes no ambiente [Emblidge e DeLorenze, 2006]; a presença de esteróides sintéticos [Aherne e Briggs 1989], a presença de estrogénios em águas residuais e superficiais [Sole et al, 2000] acompanham a sua descoberta.

A bacia do rio Llobregat foi a primeira bacia espanhola em que se revelou a existência de efeitos sobre o biota expressos por fenómenos de feminização em peixes, causados pela presença de compostos desreguladores endócrinos com atividade estrogénica e pela existência de peixes intersexuais (peixes com órgãos reprodutores masculinos e femininos simultâneos).

Esta constatação preocupante foi feita no decurso de um programa de vigilância levado a cabo entre 1999 e 2002, em que os níveis de estrogénios e de detergentes do tipo alquilfenol etoxilado, medidos na água e nos sedimentos de dois dos principais afluentes do Llobregat, eram elevados. Os efeitos foram evidenciados pela presença de concentrações anormalmente elevadas de vitelogenina plasmática na carpa (a vitelogenina é uma proteína precursora da gema de ovo utilizada como indicador de exposição a compostos estrogénicos).

Numerosos artigos publicados suscitaram um grande interesse científico e social na época (como aconteceu em Espanha após a publicação na imprensa de alguns dos resultados obtidos pela equipa de investigação do Dr. Barceló: El Periódico, 26 de outubro de 2005; El País, 17 de janeiro de 2006; El global, 30 de janeiro de 2006).

Em 2010, foram analisados 77 compostos, incluindo fármacos e metabolitos activos, na bacia do Ebro, após a descarga das estações de tratamento de águas residuais. Em todos eles foram encontrados os seguintes fármacos: analgésicos, antiepilépticos, antibióticos, β-bloqueadores, antineoplásicos. Os analgésicos e anti-inflamatórios, como o Ibuprofeno, o Diclofenac e o Ácido Mefenâmico, foram eliminados em mais de 80%, mas outros foram pouco ou nada eliminados, como o anti-epilético Carbamazepina, os antibióticos macrólidos e o Trimetroprime. Trabalho metodológico claro mostrando a limitação das estações de purificação para remover compostos poluentes farmacêuticos, a remoção desses compostos não foi adequada.

As estimativas realizadas no âmbito do projeto AQUATERRA indicam que os pesticidas utilizados na cultura da vinha e do milho têm uma carga anual no rio Ebro de 800 a 500 kg, respetivamente; o mesmo tipo de cálculo aplicado aos fármacos mais comuns no rio Ebro, como o Paracetamol, o Ibuprofeno, a Carbamazepina e o Atenolol, indica que aproximadamente 100 kg de cada um destes fármacos são descarregados no rio depois de passarem pelas estações de tratamento de toda a bacia. No total, foram monitorizados cerca de 30 fármacos, o que representa cerca de 3000 kg por ano, ou seja, 3 toneladas de fármacos. Esta é a quantidade que acaba por chegar ao rio, uma vez que a carga que entra nas estações de tratamento da ETAR é cerca de 5 vezes superior.

No mesmo ano de 2010, no rio Llobregat, foram também comparados efluentes de estações de tratamento de águas residuais municipais convencionais com os resultantes de um tratamento terciário adicional, com recurso a ultrafiltração, osmose inversa e tratamento UV, tendo sido também analisado o aquífero. Nos efluentes do tratamento convencional, foram encontrados valores médios superiores a 1000 μg/L de Atenolol (β-bloqueador), Diclofenac (anti-inflamatório), Furosemida e Hidroclorotiazida (diuréticos), Gemfibrozil (regulador lipídico) e dois metabolitos do analgésico metamizol. Se for efectuado um tratamento terciário, os valores diminuem para cerca de 100 μg/L, ou seja, são uma ordem de grandeza mais baixos, embora se tenha verificado que apenas um pequeno número de compostos, dos 170 estudados, é completamente eliminado com o tratamento terciário. No que diz respeito aos níveis de concentração, verificou-se que o caudal do Ebro teve um efeito de diluição e reduziu os níveis, atingindo concentrações da ordem de ng/L.

A avaliação do risco ambiental nos rios espanhóis provocado pelos poluentes emergentes mostra que estes contêm uma verdadeira sopa química urbana, à qual se juntam poluentes inorgânicos como os metais pesados, o que torna necessário reduzir a presença de poluentes e o seu impacto ambiental [Ginebreda et al. 2010; AEA 2010; Roig 2010].

2.3 Poluição farmacêutica noutros rios da Europa e do mundo.

Há uma longa história de poluição urbana dos rios por drogas em diferentes continentes, o que constitui um problema global para o desenvolvimento sustentável do ponto de vista ambiental [OMS/OPAS 2000].

Na Suécia, no mesmo ano de 2005, foi efectuado um estudo sobre a presença de antibióticos nos efluentes: Norfloxacina, Ofloxacina, Ciprofloxacina, Doxiciclina, Sulfametoxazol e Trimetoprim. Este estudo mostra a presença de fármacos não só na água do rio, mas também na lama. Os antibióticos norfloxacina, ofloxacina e ciprofloxacina foram os mais detectados nas lamas, com níveis de mg/kg de amostra seca. Alguns estudos demonstraram que, quando as lamas são aplicadas nos solos, há uma maior persistência dos antibióticos do que em ambientes aquáticos, porque a sua adsorção ao solo diminui a sua disponibilidade para a biodegradação.

Foi em 2006 que foi publicado o primeiro Guia de Avaliação de Impacte Ambiental [Guia 2006], dando início à pesquisa e identificação de várias classes terapêuticas de fármacos por cromatografia e espetrometria de efluentes hospitalares e cursos de água problemáticos [Gómez et al. 2006; Richardson 2009].

Um grupo de medicamentos bem estudados são os anti-inflamatórios que afectam a biota aquática e terrestre. Um estudo efectuado na Ásia em 2010 revelou que o diclofenac tinha sido a causa da morte de milhões de abutres naquele continente. O medicamento tinha sido amplamente utilizado como remédio para animais doentes, especialmente vacas, que eram deixadas no campo quando morriam e serviam de alimento para aves necrófagas. O diclofenac provocou uma insuficiência renal aguda nas aves, que morreram em poucos dias. O resultado foi o desaparecimento quase total (97%) de três espécies de abutres, atualmente em perigo de extinção. Este exemplo, embora não ocorra num meio aquático, mostra os efeitos do poluente a nível biológico e ambiental na biodiversidade.

Os efeitos potenciais dos contaminantes nos seres humanos requerem mais investigação, uma vez que estão envolvidos não só ingredientes farmacêuticos activos, mas também os seus metabolitos [Celiz et al., 2009], que mantêm a capacidade de gerar alterações biológicas.

Para além da procura de moléculas biologicamente activas, os estudos ambientais em rios problemáticos mostram variações temporais na contaminação química [Veach e Bernot 2011], resultantes do efeito de diluição das correntes de água.

Na Argentina, o VII Congresso Ambiental foi realizado em La Plata em 2012 [Elorriaga et al., 2012], e trabalhos de farmacoecovigilância no rio Suquia, na província de Córdoba [Valdés et al., 2014].

As drogas detectadas no rio Suquia na província de Córdoba (Valdés et al., 2014) foram ciprofloxacina, enalapril, estrona, dihidrotestosterona, oxcarbazepina, carbamazepina e diclofenaco. Os investigadores recolheram amostras em cinco pontos ao longo do rio Suquia: La Calera (entre a barragem de San Roque e a cidade de Córdoba), Chacra de la Merced (imediatamente após Bajo Grande), Villa Corazón de María, Capilla de los Remedios e Rio Primero, a 70 km da estação de tratamento de águas residuais. Recolheram também uma amostra do rio Yuspe, nas terras altas e um afluente do Suquia, um curso de água puro. Neste estudo, verificou-se que a principal fonte de contaminação era a Estação de Tratamento de Águas Residuais (ETAR) em Bajo Grande, uma vez que os IFA estão presentes apenas nos locais a jusante desta estação. A concentração mais elevada foi a do atenolol: 581 nanogramas por litro de água em Villa Corazón de María. A concentração deste fármaco e do diclofenac diminuiu à medida que as amostras eram recolhidas mais longe de Bajo Grande. No entanto, 70 km abaixo da ETAR de Rio Primero, os fármacos ainda estão presentes. O rio não consegue purificar estas substâncias. A investigação foi publicada na revista Science of the Total Environment e envolveu cientistas do Centro de Investigaciones en Bioquimica Clinica e Inmunología (CIBICI), do Instituto de Diversidad y Ecología Animal (IDEA) e do Instituto de Ciencia y Tecnología de Alimentos Córdoba (ICYTAC).

Trabalhos do Chile [Henriquez 2010], do Uruguai [Niell et al. 2013], em águas residuais de Montevidéu. Este trabalho uruguaio destaca a presença de resíduos de cafeína, nicotina, paraxantina, teobromina, carbamazepina, ibuprofeno e acetaminofeno (Niell).

Trabalho do Brasil: No rio Atibaia, em São Paulo (Brasil), foram realizados estudos para a determinação de 15 contaminantes emergentes em águas superficiais: acetoaminofenol, ácido salicílico, diclofenaco, ibuprofeno, cafeína, 17 β-estradiol, estrona, progesterona, 17 α-etinilestradiol, levonorgestrel, dietil, ftalato de dibutilo, 4-octilfenol, 4-nonilfenol e bisfenol. [Montagner e Jardim 2011]

Em 2012, uma revisão dos riscos potenciais dos contaminantes emergentes na água dos rios, incluindo o estudo das águas subterrâneas, concluiu também que a carbamazepina era o fármaco mais frequentemente detectado, com uma gama de valores máximos entre 40 e 570 ng/L em diferentes países. Na Suíça, Áustria, Alemanha, Japão, EUA, França, Sérvia e Espanha, os fármacos anti-inflamatórios e analgésicos como o ibuprofeno, o diclofenac e o paracetamol são os mais frequentemente detectados.

Os anti-inflamatórios Ibuprofeno [Buser et al., 1999] e Naproxeno, também em águas superficiais, sendo que um estudo comparativo publicado em 2013 mostrou as concentrações mais elevadas em rios do Reino Unido, Canadá e Japão a níveis de μg/L, enquanto noutros países, num total de catorze, não ultrapassaram pg/L ou ng/L, facto que se relacionou com a diferente utilização destes compostos em cada país. Nestes estudos, para além da presença e identificação, é medida a carga poluente e a sua associação com os hábitos de consumo de cada população.

Em 2016 foi publicada uma revisão sobre a presença de antibióticos em ambientes aquáticos na Europa, os autores citam que foram detectados em afluentes e efluentes de estações de tratamento de águas residuais (ETAR), rios, águas subterrâneas e água potável; dependendo da classe de antibiótico e da matriz ambiental, as concentrações variaram de ng/L a vários μg/L. Na Suíça, Áustria, Alemanha, Japão, EUA, França, Sérvia e Espanha.

Presença e identificação em águas superficiais, subterrâneas e de consumo, as quinolonas, as sulfonamidas e o trimetoprim são os antibióticos mais analisados e detectados, devido à sua importância na medicina humana e veterinária e à sua persistência no meio aquoso. Por exemplo, algumas fluoroquinolonas são excretadas até 70% não metabolizadas e este facto pode estar relacionado com a ocorrência de resistência microbiana; esta família de antibióticos tem uma elevada afinidade pelo solo, lamas e sedimentos e uma semi-vida que varia entre 10,6 dias nas águas superficiais e 580 dias nos solos.

Foram encontradas concentrações muito baixas destes compostos farmacológicos na água para consumo humano, o que é tranquilizador; no entanto, no sistema de água para consumo humano de Lisboa, foram quantificadas amostras de água recolhidas no sistema de abastecimento da EPAL (Empresa Portuguesa das Águas Livres S.A.), tendo sido encontrados os seguintes analitos: carbamazepina, atenolol, sulfadiazina, sulfametazina, sulfapiridina, sulfametoxazol, paracetamol, cafeína e eritromicina. Presença na água potável.

No início de 2017, foi publicado um estudo bibliográfico sobre três compostos: um anti-inflamatório, o Diclofenac, e duas hormonas, uma natural, o 17-beta-Estradiol, e outra sintética, o 17-alfa-Etinilestradiol; o trabalho compilou e analisou informações publicadas ao longo de vinte anos, de 1995 a 2015, e estuda tanto as fontes de contaminação como os métodos de monitorização e controlo em todos os países europeus. Estes estudos estabelecem a necessidade de elaborar uma lista de produtos farmacêuticos que requerem monitorização devido ao seu risco potencial para o ambiente aquático. [Comissão Europeia].

Da bibliografia analisada, selecionaram 1.268 publicações e verificaram que, entre os países europeus que estudaram a poluição dos meios aquáticos, a Espanha tinha publicado o maior número de artigos, 19,2% (285 publicações), seguida da Alemanha com 16,3% e do Reino Unido com 12%. Os restantes países não ultrapassaram os 10% de publicações cada um.

A avaliação da capacidade de remoção dos fármacos pelas ETAR's mostra que 25-40% do Diclofenac foi removido e que a concentração média no efluente se situou entre 0,002 e 2,5 μg/L; a remoção das hormonas foi superior, na ordem dos 85% ou mais, pelo que apenas ficaram nanogramas por litro no efluente.

O problema da farmacopoluição é assumido como um problema do continente europeu, embora a presença de contaminantes emergentes no ambiente não seja nova, os seus efeitos sobre a saúde humana e o ambiente só recentemente foram estudados, ao contrário do velho continente, na maioria dos países da América Latina ainda não existem normas legais adequadas para os regular.

Na Europa, a diretiva do Parlamento Europeu (elaborada em 2013) alargou a lista a 45 substâncias prioritárias, das quais 21 são identificadas como perigosas, o que reforça a necessidade de procurar novas alternativas para a deteção e eliminação corretas destas substâncias, tanto na água potável como nas estações de tratamento de águas residuais.

Este facto justifica a necessidade de construir conhecimentos sobre os poluentes emergentes para reduzir o seu impacto ambiental no meio aquático, bem como a necessidade de os eliminar da água, o que motiva a utilização de vários tratamentos não convencionais, que devem ser aplicados pelas estações de tratamento de águas residuais [Rivera Utrilla et al.] Para além de fornecer informações cinéticas sobre a presença, a persistência e a concentração, a investigação em farmaco-ecovigilância também fornece dados farmacodinâmicos que mostram modificações na biota dos ecossistemas pertencentes a espécies animais e vegetais.

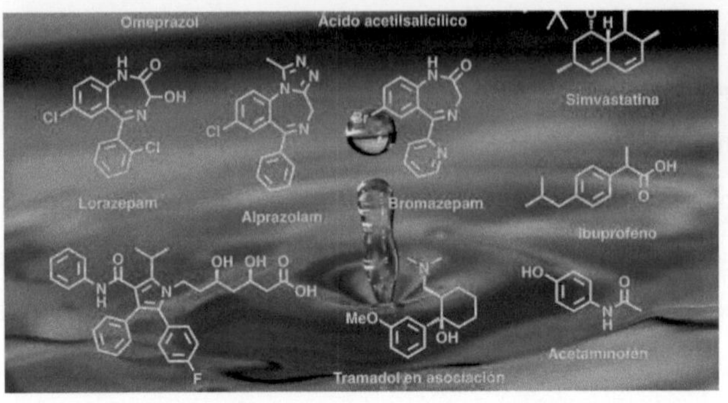

Figura 3 Estruturas químicas de alguns produtos farmacêuticos detectados nas águas residuais (Fonte: https://www.tecnoaqua.es)

2.4 Bibliografia

Aznar R, Albero B, Sánchez-Brunete C, Miguel E, Martín-Girela I, Tadeo JL (2016). Determinação simultânea de contaminantes emergentes multiclasse em plantas aquáticas por dispersão em fase sólida de matriz assistida por ultrassom e GC-MS. Environ Sci Pollut 9, 7911-7920.

Aherne GW. e Briggs R. (1989). A relevância da presença de certos esteróides sintéticos no ambiente aquático. J Pharm Pharmacol 41, 735.

Barceló, D e López, M J. (2007). Contaminação e qualidade química da água: o problema dos poluentes emergentes. Painel Técnico-Científico de acompanhamento da política da água. Instituto de Investigaciones Químicas y Ambientales-CSIC. Barcelona

Barceló D. (2008). Consejo Superior de Investigaciones Científicas (Espanha), editores. Águas continentais. Madrid: Consejo Superior de Investigaciones Científicas; 276 p. (Relatórios CSIS).

Barragán J.M. (2011). "Capítulo 13. Zonas costeiras". Montes, C. (Coord.) Evaluación de los Ecosistemas del Milenio de España. Universidad Autónoma de Madrid, Madrid, pp. 673-739.

Bound J.P., K. Kitsou e N. Vouvoulis (2006). Eliminação doméstica de produtos farmacêuticos e perceção do risco para o ambiente. Environmental Toxicology and Pharmacology 21, 301-307.

Buser H.; Poiger T. e Müller M. (1999). Ocorrência e comportamento ambiental do fármaco quiral ibuprofeno em águas superficiais e em águas residuais. Environ. Sci. Technol. 33, (15), 2529-2535.

Carrión Cruz DA (2016). El tratamiento de aguas residuales y su influencia en el derecho a un ambiente sano de los ciudadanos que habitan en el entorno del rio Machángara al sur del Distrito Metropolitano de Quito en el año 2014. [Tese de licenciatura]. Quito: UCE.

Celiz MD, Tso J, Aga DS (2009). Metabolitos farmacêuticos no ambiente: desafios analíticos e riscos ecológicos. Environ Toxicol Chem 28, 2473-2484.

Dang H., Zhang X., Song L., Chang Y., Yang G. (2007). Determinação molecular de bactérias resistentes à oxitetraciclina e dos seus genes de resistência em ambientes de maricultura da China. In: Journal of applied microbiology 103 (6), 2580-2592.

Daughton CG (2008). Pharmaceuticals as environmental pollutants: the ramifications for human exposure (Os produtos farmacêuticos como poluentes ambientais: as ramificações da exposição humana). Internat Encyclopedia Public Health 5, 66-102.

Delgado de Bravo, M. Ambiente y Calidad de vida: una respuesta a los problemas de las metrópolis latinoamericanas, Buenos Aires (1996). 55-

Dicionário da Real Academia Espanhola (Vigésima segunda edição).

Dhillon G.S., Kaur S., Pilicharla R., Kaur Brar S., Cledon M., Verma M., Surampalli R.Y. (2015). Triclosan: Estado atual, ocorrência, riscos ambientais e potencial de bioacumulação. Int. J. Environ. Res. Public Health, 12, 5657-5684.

Díaz-Cruz M.S., López de Alda M.J., Barcelo D. (2003). Comportamento ambiental e análise de medicamentos veterinários e humanos em solos, sedimentos e lamas. Tendências em Química Analítica, 22 (6), 340-351.

Di Pace M. Sustainable cities: urbanization and the environment in the international Perspective - Chap. 8 "Latin America" Westview Press - N. York - 1992.

Duran, R. La Argentina ambiental, Buenos Aires, 1995.

AEA (Agência Europeia do Ambiente), (2010). Pharmaceuticals in the environment. Resultados de um workshop da AEA. Relatório Técnico da AEA n.º 1, 20 pp.

Elorriaga Y., Marino D., Carriquiriborde P., e Ronco A. (2012). Contaminantes emergentes: Produtos farmacêuticos no meio ambiente. VII Congresso Ambiental. La Plata, Argentina. Disponível online em: http://congresos.unlp.edu.ar/index.php

Emblidge J.P. e M.E. DeLorenze (2006). Avaliação preliminar do risco do ácido clofíbrico, um fármaco regulador dos lípidos, para três espécies estuarinas. Investigação Ambiental 100, 216-226.

Fatta-Kassinos D., Meric S., e Nicolaou A. (2011). Resíduos farmacêuticos em águas ambientais e águas residuais: estado atual do conhecimento e investigação futura. Anal Bioanal Chem 399, 251-275.

Fent K., Weston A. e Caminada D. (2006). Ecotoxicologia de produtos farmacêuticos para uso humano. Aquat Toxicol. 76, 122-59.

Ferrari B., Paxeus N., Lo Giudice R., Pollio A., Garric J. (2003). Impacto ecotoxicológico de produtos farmacêuticos presentes em águas residuais tratadas: estudo da carbamazepina, do ácido clofíbrico e do diclofenac. Ecotoxicol. Environ. Environ. 55(3), 359-370.

Ginebreda A., Muñoz I., López de Alda M., Brix R., Lopez Doval J., Barcelo D. (2010). Avaliação do risco ambiental de produtos farmacêuticos em rios: relações entre índices de perigo e índices de diversidade de macroinvertebrados aquáticos no rio Llobregat (NE de Espanha). Environ Internat 36, 153-162

Gaffney V de J., Cardoso VV., Rodrigues A., Ferreira E., Benoliel MJ. e Almeida CM. (2014). Análise de compostos farmacêuticos em água por SPE-UPLC-ESI-MS/MS. Quím Nova. 37(1),138-149.

García-Gómez C.; Gortáres-Moroyoqui P., Drogui P. (2011). Contaminantes emergentes: efeitos e tratamentos de remoção Química Viva 10 (2), 96-105.

Gómez M. (2006). Determinação de fármacos de várias classes terapêuticas por extração em fase sólida e análise por cromatografia líquida-espetrometria de massa em tandem em águas residuais de efluentes hospitalares. In: Journal of Chromatography. A. 1114 (2), 224-233.

EMA Guidance for the environmental impact assessment of medicinal products for human use (2006) (EMEA/CHMP/SWP/4447/00 corr1) Acedido em 4 de novembro de 2016.

Hernando M.D., Mezcua M., Fernández-Alba A.R., e Barceló D. (2006). Avaliação do risco ambiental de resíduos farmacêuticos em efluentes de águas residuais, águas superficiais e sedimentos. Talanta 69, 334-342.

Henríquez D. (2010). Presença de poluentes emergentes na água e seu impacto no ecossistema. Estudo de caso: produtos farmacêuticos na bacia do rio Biobío, região do Biobío, Chile. Tese, Santiago do Chile.

Jjemba PK (2006). Excreção e ecotoxicidade de produtos farmacêuticos e de higiene pessoal no ambiente. Ecotoxicol Environ Saf 63, 113-130.

Jiménez, C. (2011). Poluentes orgânicos emergentes no meio ambiente: produtos farmacêuticos. In: Rev. Lasallista Investig. 8 (2), 143-153.

Montagner CC. e Jardim WF. (2011). Variações espaciais e sazonais de fármacos e desreguladores endócrinos no rio Atibaia, Estado de São Paulo (Brasil). J Braz Chem Soc. 22(8), 1452-1462.

Niell S., Colazzo M., Besil N., Cesio V. e Heinzen H. Avaliação preliminar da ocorrência de contaminantes emergentes em águas residuais de Montevidéu, Uruguai. In: VII Congresso de Meio Ambiente [Internet]. 2013 [citado 2016 julho 8]. Disponível em: http://sedici.unlp.edu.ar/handle/10915/26665

Kümmerer K. (2001). Medicamentos no ambiente: emissão de medicamentos, meios auxiliares de diagnóstico e desinfectantes para as águas residuais dos hospitais em relação a outras fontes da revisão. In: Chemosphere. 45, 957-969.

Kümmerer K. (2004). Resistance in the environment (Resistência no ambiente). Journal of Antimicrobial Chemotherapy 54, 311-320.

Kümmerer K. (2009). A presença de produtos farmacêuticos no ambiente devido à utilização humana - conhecimentos actuais e desafios futuros. Journal of Environmental Management 90, 2354-2366.

Rapport D., Hildén M., Weppling K., (2000). Restoring the health of the earth's ecosystems: Um novo desafio para as ciências da terra. Episódios, 23(1), 12-19.

Richardson S. (2009). Análise da água: contaminantes emergentes e questões actuais. Anal. Chem. 81(12), 4645-4677.

Rivera-Utrilla J., Sánchez-Polo M., Ferro-García MA., Prados-Joya G. e Ocampo Perz R. (2013). Os produtos farmacêuticos como contaminantes emergentes e sua remoção da água. A review. Chemosphere 93, 1268-1287.

Roig B. (Editor) (2010). Pharmaceuticals in the environment: current knowledge and need assessment to reduce presence and impact. IWA Publishing, Londres

Sanderson H, Johnson DJ, Wilson CJ, Brain RA. e Solomon KR (2003). Probabilistic Hazard assessment of environmentally occurring pharmaceuticals toxicity to fish, daphnids and algae by ECOSAR screening Toxicology Letters 144(3), 383-9.

Sole M., Lopez de Alda MJ., Castillo M., Porte C., Ladegaard-Pedersen K. e Barceló D. (2000). Determinação da estrogenicidade em estações de tratamento de águas residuais e águas superficiais da região da Catalunha (NE de Espanha). Catalunha (NE de Espanha). Environt Sci Technol 34, 5076-5083.

Stuart M., Lapworth D., Crane E., e Hart A. (2012). Revisão do risco de potenciais contaminantes emergentes nas águas subterrâneas do Reino Unido. Sci Total Environ, 416, 1-21.

Sui Q., Cao X., Lu S., Zhao W., Qiu Z., e Yu G. (2015). Ocorrência, fontes e destino de produtos farmacêuticos e de higiene pessoal nas águas subterrâneas: uma revisão. Contaminantes Emergentes 1, 14-24

Teijon G., Candela L., Tamoh K., Molina Díaz A. e Fernández-Alba A.R. (2010). Ocorrência de contaminantes emergentes, substâncias prioritárias (2008/105/CE) e metais pesados em águas residuais tratadas e águas subterrâneas em Depurbaix. Science of the Total Environment 408, 3584-3595.

Valdés ME, Amé MV, Bistoni MDLA, Wunderlin DA (2014). Ocorrência e bioacumulação de produtos farmacêuticos em uma espécie de peixe que habita a bacia do rio Suquía (Córdoba, Argentina). Sci Total Environ. 472, 389-396.

Veach AM e Bernot MJ (2011). Variação temporal de fármacos num curso de água de influência urbana e agrícola. Sc Total Environ 409, 4553-4563.

Wang J e Wang S (2016). Remoção de produtos farmacêuticos e de higiene pessoal (PPCPs) de águas residuais: uma revisão. Journal of Environmental Management 182, 620-640.

Watkinson A.J., Murbyd E.J., Kolpine D.W., Costanzo S.D. (2009). A ocorrência de antibióticos numa bacia hidrográfica urbana: das águas residuais à água potável. In: Sci Total Environ. 407, 2711-2723.

Capítulo 3

Resiliência de um ecossistema de água doce

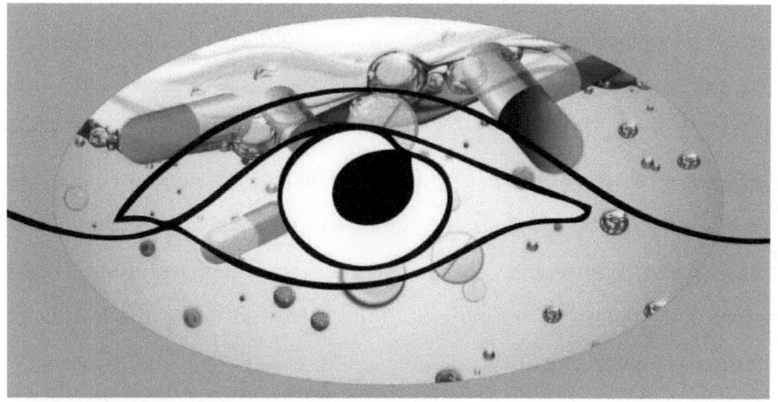

3.1 Purificação em cursos de água doce.
3.2 Zonas num fluxo auto-purificador
3.3 Papel do oxigénio na auto-purificação
3.4 Parâmetros para medir a auto-purificação
3.5 Auto-purificação de poluentes emergentes
3.6 Bibliografia

3.1 Purificação em cursos de água doce.

A auto-purificação é a capacidade natural de um curso de água, face a um processo de poluição, de recuperar as condições físico-químicas e biológicas anteriores à descarga. Os poluentes são diluídos na massa de água e transformados progressivamente, através da decomposição bioquímica, noutras formas mais estáveis.

Há muito tempo que se observa que um rio poluído por águas residuais recupera progressivamente a sua pureza inicial a jusante do ponto de descarga, sem necessidade de qualquer intervenção humana. Esta recuperação providencial do meio natural, que durante muito tempo pareceu complexa e misteriosa, foi objeto de numerosos estudos destinados, antes de mais, a compreendê-la, a avaliá-la e a valorizá-la.

Os primeiros estudos mostraram que a auto-purificação é um fenómeno natural complexo que ocorre em ambientes aquáticos, atribuível principalmente a um grande número de microrganismos de diferentes espécies (de origem animal e vegetal), que utilizam e mineralizam as substâncias orgânicas fornecidas pelas descargas.

A temperatura influencia a biodegradabilidade dos compostos orgânicos, uma vez que afecta os processos biológicos dos microrganismos presentes no meio, bem como o pH, a salinidade, etc.

Tipos de processos envolvidos na auto-purificação [Margalef 1999].

Globalmente, a auto-purificação é efectuada por uma série de processos físicos, químicos e biológicos estreitamente inter-relacionados e mutuamente dependentes.

Os processos físicos mais caraterísticos da auto-purificação são a radiação solar, a sedimentação e a re-aeração. A sedimentação provoca, por sua ação direta, a deposição de uma importante fração de matéria em suspensão no fundo do leito do rio, o que ocorre geralmente quando a velocidade da corrente diminui para valores inferiores a 20 cm/s, formando os chamados bancos de lama; a sua posterior degradação é muito diferente da que sofre a fração que permanece em suspensão.

-Os processos de oxidação química, quando certas substâncias redutoras dissolvidas de natureza inorgânica, tais como sulfitos, nitritos, sais ferrosos, etc., estão presentes no meio aquático, consomem o oxigénio dissolvido mais rapidamente do que as substâncias de natureza orgânica.

-Processos biológicos de grande complexidade conduzem à degradação da matéria orgânica, quer esteja na forma sólida, dissolvida ou coloidal. Esta degradação é efectuada por microrganismos presentes na água segundo reacções que dependem das condições do meio (temperatura, concentração de oxigénio dissolvido, profundidade da corrente, etc.).

Existem duas possibilidades de degradação da matéria orgânica pelos microrganismos:

a) Quando existe oxigénio dissolvido - ambiente **aeróbio** - estes seres vivos consomem uma certa quantidade deste elemento para oxidar e decompor as moléculas orgânicas em fragmentos cada vez mais simples, até atingirem a mineralização completa (transformação heterotrófica), dando origem a substâncias inofensivas como a água, o dióxido de carbono, os nitratos, os fosfatos, etc., e gerando a sua própria matéria viva.

Esta **degradação aeróbia** pode ser esquematizada da seguinte forma:

matéria orgânica + oxigénio + massa de microrganismos = maior massa de microrganismos + subproduto + energia

b) Se a concentração de oxigénio dissolvido for nula ou muito baixa - meio **anaeróbio** - a decomposição dá origem a diferentes produtos, tais como metano, amoníaco, sulfureto de hidrogénio, mercaptanos, etc., cujo aparecimento conduz a uma série de fenómenos indesejáveis, incluindo mau cheiro, corrosão e toxicidade. A degradação anaeróbia efectua-se em duas fases, de acordo com o esquema seguinte:

matéria orgânica + massa de microrganismos = maior massa de microrganismos + produtos intermédios (ácidos orgânicos, álcoois, etc.) + energia + produtos intermédios + massa de microrganismos = maior massa de microrganismos + subprodutos

No entanto, a divisão entre processos aeróbios e anaeróbios não pode ser tão rigorosa como a que descrevemos, uma vez que existe um grande número de bactérias que vivem indistintamente num ou noutro meio, e mesmo alguns microrganismos tipicamente aeróbios e anaeróbios podem, em determinadas circunstâncias, adaptar-se à vida no meio oposto.

Compreendendo estas duas formas de degradação da matéria orgânica como uma primeira etapa a percorrer no ciclo de vida de qualquer meio, é necessário saber como se pode restituir uma nova matéria orgânica inanimada a partir dos produtos obtidos tanto pela transformação heterotrófica como pela que se efectua em meio anaeróbio. Assim, certas bactérias e algas clorofiladas consomem as substâncias minerais obtidas como subprodutos da degradação aeróbia para sintetizar a sua própria matéria viva, enquanto o oxigénio é libertado. Estes organismos vão servir de alimento aos protozoários (Flagelados, Infusórios) e aos metazoários (Crustáceos e Moluscos). Numa fase seguinte, estes pequenos animais podem tornar-se presas de organismos superiores, mesmo peixes, se o ambiente os contiver. Finalmente, quando morrem, os seus cadáveres são decompostos por ação bacteriana e a matéria orgânica é novamente mineralizada para fechar o ciclo.

Por conseguinte, convém sublinhar que a autodepuração de um curso de água não consiste apenas na destruição da matéria orgânica inanimada até à mineralização, mas é apenas um passo intermédio para gerar nova matéria viva.

3.2 Zonas num fluxo auto-purificador [Nebel e Wright 1999].

A partir do ponto em que um curso de água recebe uma descarga importante, carregada principalmente de matéria orgânica, e até ao momento em que regressa à sua pureza inicial através da auto-purificação a jusante da descarga, podem distinguir-se quatro zonas com diferentes graus de poluição. A extensão e a definição destas zonas dependerão principalmente dos caudais do curso de água e da descarga, do seu teor de oxigénio e da quantidade de matéria orgânica presente.

Segundo o sistema "Saprobia", atualmente clássico, distinguem-se as seguintes zonas de acordo com a predominância das diferentes espécies: Polysaprobia, Mesosaprobia, Mesosaprobia e Oligosaprobia. https://riopesqueria.wordpress.com/2014/05/01/los-organismos-indican-la-calidad-del-agua-streblekrauter/]

A saprobiidade é um estado de qualidade da água, no que diz respeito ao teor de matéria orgânica degradável que se reflecte na composição de espécies da comunidade. É a expressão biológica da CBO.

a) Zona Polissapróbia: Inicia-se no ponto de descarga das águas usadas, sendo uma zona de degradação e decomposição ativa.

Aspeto: caracteriza-se por sinais visíveis de poluição, uma vez que a concentração de oxigénio dissolvido diminui progressivamente, podendo mesmo chegar a zero. As águas têm um aspeto sujo com sólidos em suspensão, turvação, etc. e são impróprias para o desenvolvimento de vida superior, cujas formas são gradualmente substituídas por formas inferiores.

-Vigor: Quando a concentração de oxigénio dissolvido desce abaixo dos 45% de saturação, os peixes morrem por asfixia. Os metazoários são raros, mas encontram-se alguns rotíferos e larvas de vários insectos (géneros Eristalis e Psychoda). O número de bactérias é muito elevado (1-10 milhões/ml), sendo frequente encontrar bactérias filamentosas tais como: *Sphaerotilus natans, Leptomitus lacteus, Beggiatoa alba*, etc., que formam longos filamentos copiosos por vezes agarrados às paredes do leito do rio, aos materiais do fundo, ou a qualquer outro objeto, especialmente aos caules e pedras dos orioles. Nesta zona, a água contém substâncias orgânicas como hidratos de carbono, aminoácidos, etc., provenientes da degradação parcial da matéria orgânica, sobretudo se esta for de origem urbana. Encontram-se também monóxido de carbono livre e SH provenientes da decomposição biológica das proteínas ou da redução dos sulfatos.

(b) Zona Mesosaprobia...:

Aspeto: Nesta zona, inicia-se a recuperação do caudal de água. As lamas depositadas no fundo não são enegrecidas como na zona polissapróbia, devido ao facto de a decomposição da matéria orgânica ser preferencialmente aeróbia e de não serem produzidas grandes quantidades de sulfureto de hidrogénio. A sua cor é geralmente verde, devido à presença de algas cianofíceas, e diversas populações como larvas de insectos, moluscos e vermes (anelídeos, poliquetas, tubifex, etc.) desenvolvem-se nestes sedimentos.

Vigor: As caraterísticas são muito semelhantes às das águas residuais diluídas; a oxidação da matéria orgânica continua e o teor de oxigénio dissolvido aumenta gradualmente. O número de bactérias - que varia entre 105 e 106 por ml - diminui em relação à zona anterior, enquanto o número de protozoários, rotíferos e crustáceos aumenta gradualmente. Podem ocorrer algumas espécies de peixes que toleram amplas gamas de concentração de oxigénio (ciprinídeos, etc.). Os organismos mais caraterísticos desta zona são, entre outros, Cyanophyceae (*Oscillatoria tenuis*, Diptera (larvas de Chironomidae, etc., com abundância de fungos Fusarium).

Outra caraterística peculiar é a grande variação do teor de oxigénio dissolvido que ocorre durante o dia. Com a presença da luz solar, os vários organismos verdes que habitam esta área são capazes de realizar a função da clorofila, libertando oxigénio no processo e aumentando consequentemente a sua concentração no meio. Na ausência de luz, a fotossíntese cessa e, como a produção de oxigénio é evidente, a procura deste aumento permanece elevada, uma vez que é necessário oxidar a grande quantidade de matéria orgânica ainda presente e satisfazer as necessidades respiratórias da flora e da fauna aquáticas. Esta procura pode mesmo anular o teor de oxigénio dissolvido.

(c) Zona Mesosaprobiana

Aspeto: a recuperação dos fluxos de água está em curso, a decomposição da matéria orgânica é preferencialmente aeróbica, a água está a tornar-se mais limpa.

Vigor:- Caracteriza-se por uma mineralização acentuada numa fase muito avançada da recuperação do rio. O número de bactérias diminui para valores de 10° a 105 por ml e aparecem bactérias nitrificantes. A presença de carbonatos e nitratos dá lugar ao desenvolvimento de algumas algas, incluindo, para além das já mencionadas, as Clorofíceas e as Diatomáceas. Devido à atividade destas algas, atinge-se uma elevada concentração de oxigénio dissolvido. Para além desta microflora, desenvolve-se também uma grande variedade de microfauna, sendo os mais significativos os pequenos crustáceos, os moluscos bivalves e as larvas de insectos. A presença de um maior número de espécies de peixes é indicativa do grau de recuperação alcançado.

(d) Zona Oligossapróbia

-Aspeto: Nesta zona, a poluição desapareceu e o rio recupera o aspeto e as caraterísticas de água limpa que podia ter anteriormente.

-Vigor. É aqui que se completa a mineralização da matéria orgânica naturalmente presente na água, proveniente principalmente das actividades metabólicas da fauna e da flora, bem como da decomposição das espécies mortas. Existem poucas bactérias (cem a mil por ml) e a concentração de oxigénio dissolvido está próxima da saturação. As espécies vegetais e animais são muito abundantes e variadas e, ao mesmo tempo, muito sensíveis ao excesso de matéria orgânica, indicando pela sua presença uma boa auto-purificação. Entre elas contam-se as Clorofíceas, alguns musgos (Fontinalis, Planaria, crustáceos Gammarus, moluscos Ancylusl), bem como um grande número de artrópodes larvares que servem de alimento aos peixes.

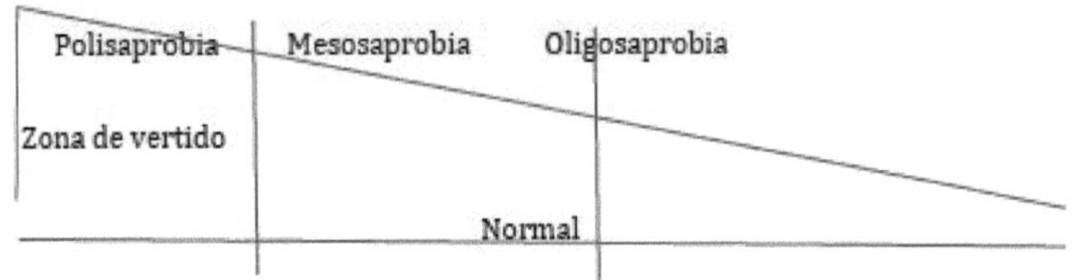

A amplitude depende do caudal

Figura 4 Zonas com diferentes graus de contaminação

3.3 Papel do oxigénio na auto-purificação [Odu 1971].

Como consequência direta do exposto, e de uma forma geral, pode dizer-se que o oxigénio é o elemento chave da autodepuração, de tal forma que uma avaliação quantitativa do teor de oxigénio de um curso de água é sinónimo de uma descrição completa da evolução do seu processo de autodepuração.

O teor de oxigénio num dado momento é estabelecido pelo equilíbrio entre os processos que envolvem o fornecimento de oxigénio (re-aeração e fotossíntese) e os que causam o esgotamento do oxigénio (biodegradação e respiração).

Este equilíbrio pode ser expresso por:

O = A+F-Q-B

Ser

- O= taxa de variação do teor de oxigénio dissolvido.
- A= taxa de transferência de oxigénio através da superfície interfacial ar-água.
- F= taxa de produção de oxigénio pela fotossíntese.
- Q = taxa de consumo de oxigénio por ação química.
-B= taxa de consumo de oxigénio por processos bioquímicos.

Esta taxa de consumo pode ser considerada como a soma das taxas de biodegradação na água e nas lamas de fundo e da respiração dos organismos vivos. [3]A unidade para todos os parâmetros pode ser g O/m . h.

Se, em qualquer momento, a taxa de consumo for superior à taxa de fornecimento e produção, a vida na água será impossível para os organismos vivos, exceto para aqueles que são capazes de se desenvolver em condições anaeróbias. Felizmente, a fotossíntese da matéria vegetal aquática fornece quantidades significativas de oxigénio e, por outro lado, à medida que a concentração de oxigénio se afasta do seu valor de saturação, a água é oxigenada por re-aeração a partir da atmosfera a um ritmo mais rápido, uma vez que a força motriz do fenómeno é precisamente a diferença entre as concentrações de oxigénio na água em cada instante e a correspondente à saturação.

-Factores que afectam a concentração de oxigénio dissolvido

Os sistemas aquáticos são muito sensíveis a todos os fenómenos que implicam uma diminuição da quantidade de oxigénio presente nos mesmos, dada a baixa solubilidade deste elemento na água. Para além do efeito indiscutível que a existência de uma maior proporção de matéria orgânica biodegradável terá sobre o teor de oxigénio, há que ter em conta outros factores de grande influência.

O quadro n.º 1 mostra os valores da concentração de oxigénio na água isenta de sais dissolvidos à pressão de 1 atmosfera e a diferentes temperaturas:

Quadro n.º 1 Valores da concentração de oxigénio na água

Temperatura (°C)	**Oxigénio dissolvido** (mg/L)
0	14,6
5	12,8
10	11,3
15	10,1
20	9,1
25	8,3
30	7

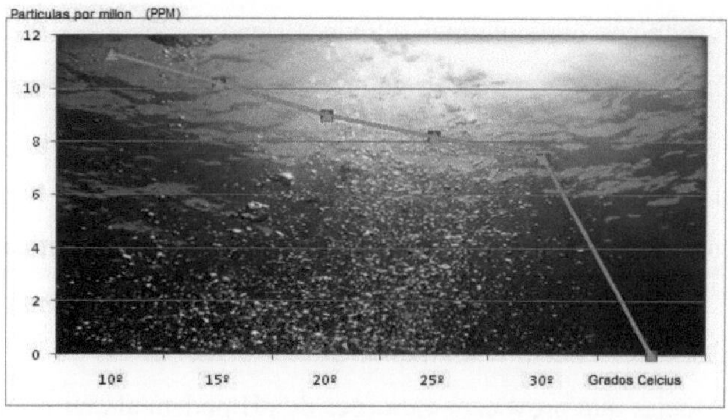

Figura 5 Concentração de oxigénio (Fonte: https://www.tecnoaqua.es)

Como se pode ver, o aumento da temperatura tem uma influência desfavorável na solubilidade do gás no líquido; mas, além disso, a quantidade de oxigénio consumida por um bom número de espécies vivas aumenta com a temperatura.

Outro fator que influencia negativamente a solubilidade é o teor de sal da água.

A poluição química pode provocar uma diminuição do oxigénio dissolvido. A presença de certas substâncias, como detergentes, hidrocarbonetos, suspensões coloidais, corantes, etc., pode afetar significativamente a concentração de oxigénio dissolvido. pode afetar significativamente a concentração de oxigénio dissolvido; quer por se localizarem na interface ar-água, o que se observa no caso das espumas e das películas de gordura, impedindo o processo de absorção do gás no líquido; quer por impedirem a entrada de luz no meio e dificultarem o desempenho da função clorofila pelas plantas verdes nele existentes, ação que também pode ser provocada pelas substâncias que produzem turvação ou dão cor.

Existem produtos particularmente tóxicos (fenóis, metais pesados, etc.) que podem provocar a morte de algumas das espécies vivas se atingirem determinadas concentrações - doses letais - com o consequente aumento da carga orgânica e uma diminuição da quantidade de oxigénio produzido pela fotossíntese, reduzindo também a capacidade de auto-purificação do sistema ao afetar os microrganismos aeróbios responsáveis pela sua realização.

As substâncias que provocam variações de pH podem alterar o curso de muitos dos processos relacionados com o teor de oxigénio dissolvido.

Evolução do teor de oxigénio no fluxo autopurificador

Tal como descrito anteriormente, o teor de oxigénio num determinado ponto de um curso de água é obtido através do estabelecimento de um equilíbrio entre as actividades que consomem oxigénio e as que contribuem com oxigénio para a água. Se se traçar o perfil longitudinal do oxigénio dissolvido na água de um rio a jusante de um ponto de poluição, obtém-se geralmente uma curva com uma forma caraterística denominada "curva de depressão do oxigénio" ou "curva do saco" (Figura 6).

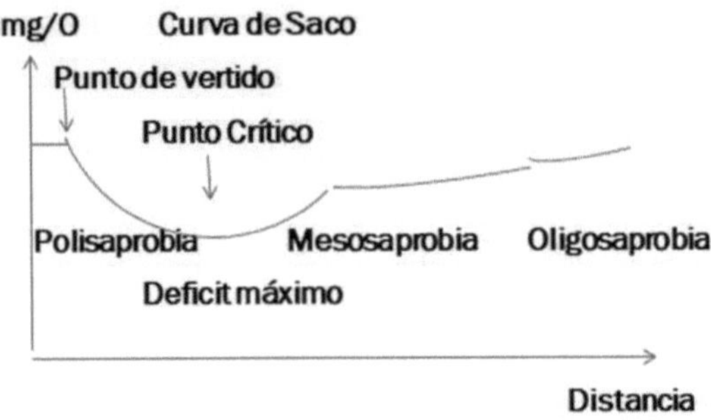

Figura 6 Curva de depressão do oxigénio ou curva de saco

-Ponto crítico -Ponto de descarga

O ponto crítico em que se atinge o défice de oxigénio mais acentuado (ou a concentração mais baixa) situa-se a uma distância variável do ponto de descarga, de acordo com os parâmetros acima referidos. Esta concentração pode mesmo ser nula numa extensão mais ou menos longa, em casos de poluição orgânica significativa, dominando então as condições tipicamente anaeróbias, pelo que os efeitos evidentes desta impureza (maus cheiros, aspectos desagradáveis, etc.) só se fazem sentir plenamente a uma certa distância a jusante do ponto de descarga, devido ao arrastamento destes materiais pela corrente e ao tempo necessário para as reacções de biodegradação.

A investigação sobre a capacidade de auto-purificação das correntes de água face a descargas poluentes multiplicou-se.

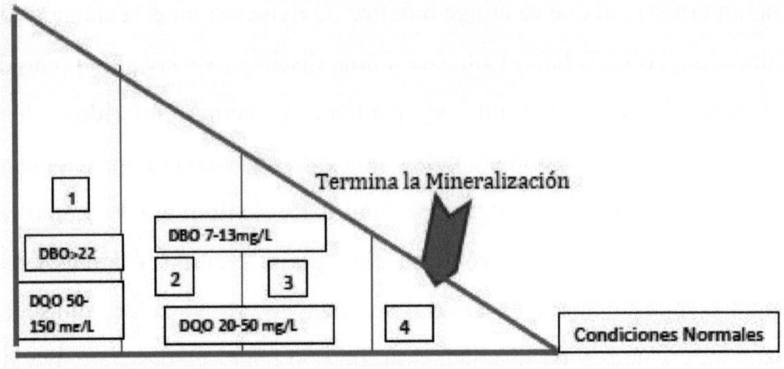

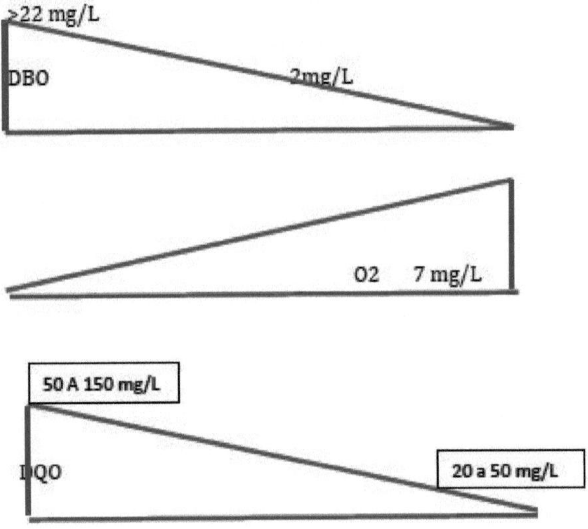

Figura 7 Evolução de um fluxo auto-purificador

3.4 Parâmetros para medir a auto-purificação

Carência biológica de oxigénio (CBO)

A carência biológica de oxigénio, também designada carência bioquímica de oxigénio (CBO), é uma medida da quantidade de matéria orgânica numa massa de água. É um parâmetro que mede a quantidade de matéria que pode ser consumida ou oxidada por meios biológicos numa amostra líquida e é utilizado para determinar o grau de contaminação.

Mede a quantidade de oxigénio consumido pelos microrganismos aeróbios presentes na água (degradação por microrganismos), sendo normalmente utilizado o CBO5, que mede o oxigénio consumido pelos microrganismos em cinco dias. $_2$É o parâmetro de poluição orgânica mais utilizado, expresso em mg O /litro. Um valor elevado indica uma presença elevada de matéria orgânica na água.

O excesso de matéria orgânica esgota o oxigénio da água; nestas condições, a água apresenta um aspeto turvo e acinzentado e odores caraterísticos de ovos podres (sulfureto de hidrogénio). Este efeito provoca uma baixa diversidade. O método mede a concentração de poluentes orgânicos e é aplicável às águas interiores de superfície (rios, lagos, aquíferos, etc.), às águas residuais ou a qualquer água que possa conter uma quantidade apreciável de matéria orgânica.

$_{55}$*A água potável tem uma CBO de 0,75 a 1,5 ppm de oxigénio, a água é considerada poluída se a CBO for superior a 5 ppm.*

Carência química de oxigénio

Este parâmetro é definido como a quantidade de oxigénio necessária para oxidar a matéria orgânica em condições específicas de um agente oxidante, temperatura e tempo; mede a quantidade de oxidante consumida durante o processo de oxidação de todos os compostos orgânicos presentes na água. Permite determinar as condições de biodegradabilidade e o teor de substâncias tóxicas, bem como a eficiência das unidades de tratamento. A sua determinação permite igualmente calcular as descargas de efluentes domésticos e industriais sobre a qualidade da água das massas receptoras. Carência Química de Oxigénio (CQO): é a quantidade de oxigénio em mg/L consumida na oxidação por agentes químicos, qualquer que seja a sua origem, orgânica ou mineral (ferro ferroso, nitritos, amoníaco, sulfuretos, dicromato de potássio, entre outros), das substâncias redutoras presentes na água. Um valor elevado indica uma água com muitas substâncias oxidáveis, ou seja, muito poluída.

$_5$A CBO e a CQO têm sido, até agora, os dois parâmetros de rotina para avaliar o consumo de oxigénio e a carga orgânica, embora existam outros que também complementam a informação e cuja análise é ainda mais rápida: a carência total de oxigénio (TOD) e o carbono orgânico total (TOC).

3.5 Auto-purificação de poluentes emergentes

A auto-purificação de poluentes emergentes, tais como antibióticos, pesticidas, medicamentos, hormonas, entre outros, é um problema sério porque muitos deles têm uma baixa biodegradabilidade.

A baixa biodegradabilidade dos poluentes emergentes explica a presença de moléculas biologicamente activas persistentes, responsáveis por danos potenciais que podem levar à perda da capacidade de um ecossistema aquático de auto-purificar a matéria orgânica biodegradável.

3.6 Bibliografia

Margalef R. (1999). Ecología Omega. Barcelona.

Nebel B. e Wright R. (1999). Ciência Ambiental: Ecologia e Desenvolvimento Sustentável, México, Pearson Educación.

Odu E. (1971). Ecologia, México, Nueva Editorial Interamericana, 3ª edição.

Capítulo 4

Ecovigilância agrícola

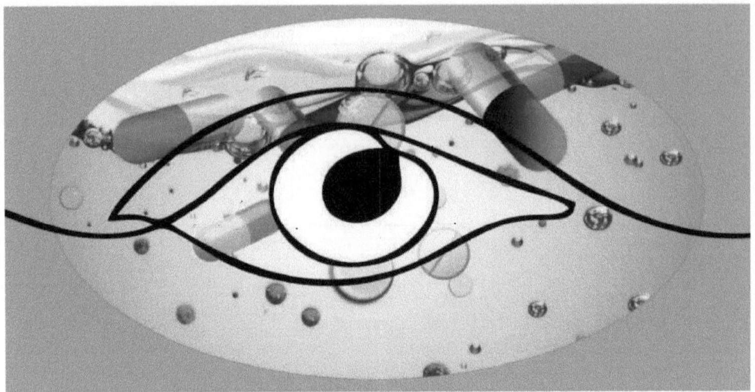

4.1 Farmacovigilância: uma abordagem eco-sistémica

A deterioração dos ecossistemas tem implicações de grande alcance para a qualidade de vida e a saúde humana. A abordagem tradicional dos problemas de saúde e ambientais negligencia o facto fundamental de que a saúde humana também depende do estado dos ecossistemas [Kummerer 2001; 2004; 2006; 2009].

A abordagem eco-sistémica da saúde [Andrade et al., 2011] aborda a questão da saúde numa perspetiva integral, em que o ser humano faz parte de um eco-sistema e está em contínua interação com o ambiente, numa relação com a qual pode modificar o ambiente, tal como o ambiente pode modificar a sua saúde [Duncan 2001; Frangi 2000].

Esta interação deve ser tida em conta na génese dos problemas de saúde pública e no planeamento das intervenções. Os seres humanos têm um impacto na natureza e a natureza tem um impacto nos seres humanos [Barragán et al, 2010].

O pensamento sistémico e, em particular, a Teoria Geral dos Sistemas (TGS) [Bertalanffy 1976] é a base teórica das abordagens eco-sistémicas da saúde humana ou Eco-saúde.

A teoria dos sistemas entende a presença de vários elementos interconectados que interagem dentro de certos limites [Mergler 2003; Mella 2017]). Várias ideias que se enquadram no "guarda-chuva da abordagem ecossistémica" salientam que o mundo em que vivemos pode ser entendido como um sistema auto-organizado, holárquico e aberto, o que também imbui o nosso conhecimento de incerteza [Waltner-Toews 2001].

De acordo com a Teoria Geral dos Sistemas, a abordagem da Eco-saúde assume o ecossistema como um todo. Segundo este princípio, defende-se que a saúde não é um fenómeno isolado de outros fenómenos da natureza e da sociedade, estando relacionada com aspectos ambientais e sociais.

A saúde dos ecossistemas é estudada [Rapport et al. 1998; Rapport et al. 2000], com uma visão de prevenção da saúde humana, que se consegue com ecossistemas estáveis e saudáveis, baseados numa cultura de desenvolvimento sustentável [Delgado de Bravo 1996]).

A abordagem ecossistémica da saúde permite ultrapassar esquemas convencionais nas concepções e práticas de Saúde Pública, ao incorporar a categoria ambiente na génese dos problemas de saúde [Di Pace 1992; Duran 1995] e nas abordagens de intervenção, ou seja, considerar o ambiente como determinante da saúde humana, dando assim origem à noção de saúde ambiental (OPAS 2010).

A abordagem dos ecossistemas e da saúde é única na medida em que desenvolveu pelo menos duas abordagens, uma sobre a saúde dos ecossistemas e a outra sobre a abordagem dos ecossistemas à saúde humana.

Saúde do ecossistema

A abordagem da saúde ecossistémica tem sido interpretada por alguns investigadores como uma ciência que integra as ciências naturais, as ciências sociais e as ciências da saúde, concluindo que tem várias dimensões e atributos [De Freitas et al.]

Esta abordagem considera quatro dimensões:

A primeira dimensão é a biofísica, que avalia as estruturas e funções dos ecossistemas (ciclos de nutrientes, fluxos de energia e diversidade de espécies e habitats, entre outros). Vigor, organização, resiliência (resiliência).

A dimensão socioeconómica destaca as diferenças na produtividade e capacidade dos ecossistemas e a avaliação dos serviços para as populações e as suas implicações para as políticas económicas.

A dimensão da saúde humana que procura estabelecer um nexo de causalidade entre o desequilíbrio no estado de saúde dos ecossistemas, as doenças e os riscos para a saúde humana.

A dimensão espácio-temporal considera as diferentes respostas a múltiplas formas de stress ambiental que produzem alterações complexas com um efeito cumulativo e/ou sinérgico que pode pôr em perigo a própria viabilidade dos ecossistemas a nível local e/ou global [De Freitas et al. 2007].

Para esta abordagem, a saúde do ecossistema é a capacidade de manter a organização social e biológica e a capacidade de atingir os objectivos humanos de uma forma razoável e sustentável.

A saúde dos ecossistemas refere-se ao facto de existirem ecossistemas na Terra que não são saudáveis quando as funções, especialmente as vitais para a sustentação da espécie humana, se deterioraram. Este fenómeno de "insalubridade" foi designado por síndrome de perturbação dos ecossistemas (SDA), que inclui os ecossistemas aquáticos e terrestres. Para além destes, são referidos diferentes ecossistemas, por exemplo, ecossistemas marinhos, ecossistemas florestais, agro-ecossistemas, etc. [Rapport et al., 1998].

Pelo contrário, podemos dizer que um ecossistema saudável existe quando as funções biofísicas e socioeconómicas são organizadas (diversidade da biota e das suas interações), vigorosas (produtividade, referindo-se à capacidade dos ecossistemas para manter o crescimento e a reprodução de plantas e animais) e resilientes (capacidade de amortecer perturbações, capacidade de recuperação). Estas "funções" são referidas pelos autores como "dimensões" ou "elementos" que estão inter-relacionados de forma dinâmica e complexa.

Vários estudos sobre a resiliência dos sistemas eco-sociais centraram-se na capacidade de absorver choques e manter as suas funções. Há também um outro aspeto da resiliência, que se refere à capacidade de renovação, de reorganização, que é essencial para os processos de sustentabilidade.

No seu esforço de integração das ciências, a abordagem pressupõe duas perspectivas em permanente diálogo e interação:

Procura-se determinar o funcionamento dos ecossistemas naturais e artificiais, analisando o seu funcionamento através de técnicas quantitativas e qualitativas.

Outra perspetiva é a aplicação de estratégias transdisciplinares e avaliativas que avaliam a saúde do ecossistema, considerando cenários futuros derivados do comportamento atual [Rapport et al. 2000; De Freitas et al. 2007; De Freitas 2009].

A Farm-ecoviglance utiliza estas propostas para construir um quadro teórico e metodológico com técnicas quantitativas e qualitativas para detetar alterações na estrutura e no funcionamento dos ecossistemas que possam estar ligadas à poluição química urbana causada pelos chamados Poluentes Emergentes, incluindo os produtos farmacêuticos.

A humanidade é uma força importante na mudança global e na dinâmica dos ecossistemas, desde as formas ambientais locais até à biosfera como um todo. Ao mesmo tempo, as sociedades e economias humanas em todo o mundo estão interligadas e utilizam e têm impacto nos serviços ecosistémicos.

A utilização de medicamentos numa sociedade, atividade desenvolvida com diversos objectivos: científicos, económicos, terapêuticos ou políticos, envolve processos que são fontes potenciais de contaminação química farmacológica do ambiente natural terrestre ou aquático, provocando alterações ecológicas que comprometem a saúde dos ecossistemas naturais e, consequentemente, a saúde humana.

A abordagem da eco-saúde considera a atividade humana como a principal fonte de riscos ambientais [Novo 1996]; a investigação académica sobre os problemas ambientais nem sempre torna visível esta ligação entre o mundo do trabalho, o impacto ambiental e a saúde [Martin 1993].

A poluição química urbana do ambiente natural (terra, água) causada pela prática médica representa um perigo para a saúde e a vida das populações humanas, vegetais e animais; é um tipo de poluição humana ou antropogénica que tem origem nas actividades sanitárias quotidianas (Contaminantes Emergentes).

4.2 Farmacovigilância: Objectivos

A ciência farmacológica, a partir do momento em que surgiram provas da presença de APIs no ambiente natural, que foram incluídos entre os poluentes emergentes, assumiu os objectivos da eco-saúde e iniciou trabalhos de investigação (Farm-ecovigilance).

Os objectivos da farmacovigilância incluem:

a) Identificação, quantificação e avaliação de IFA no ambiente natural Desenvolvimento de sistemas de alerta.

a) Prevenção dos riscos: efeitos agudos e crónicos gerados pela poluição.

b) Incorporação de acções para otimizar a eficácia e a segurança dos tratamentos medicamentosos, envolvendo todos os profissionais do sector (médicos, farmacêuticos, enfermeiros, dentistas) e outros intervenientes na cadeia do medicamento (produtores, distribuidores, autoridades sanitárias) na utilização segura dos medicamentos.

4.3 Áreas de estudo

A eco-vigilância agrícola inclui estudos:

Ambiental - Não antropocêntrico: estuda a presença, o comportamento e os efeitos dos princípios activos farmacêuticos (API) no ambiente natural, chegando assim a um diagnóstico ambiental da contaminação química.
-Antropocêntrico: Estudo dos efeitos na saúde do ser humano exposto, abordagem de saúde pública.
Os resultados da investigação promovem acções de ensino, com uma visão de prevenção com valores centrais de consciência, moderação e respeito. Estes valores representam a transição de um paradigma antropocêntrico (a natureza como recurso e depósito de resíduos) para um biocêntrico (a vida em todas as suas manifestações).
Este novo paradigma promove a ecoeficiência nas acções humanas, com vista à obtenção de um ecossistema organizado, saudável e sustentável.
Promove a utilização do ambiente de forma sustentável, sem abusar dele; a exploração ou poluição do ecossistema reduz a sua resiliência, a sua capacidade de se reconstituir, o que pode ativar uma série de mecanismos nocivos, pondo em perigo a saúde das populações.
O termo **vigilância** é conhecido como a capacidade de manter a atenção e o estado de alerta durante um período de tempo prolongado. A farmacovigilância refere-se à deteção, supervisão, monitorização, avaliação e apreciação de dados relacionados com os medicamentos no ambiente e os seus potenciais perigos para a saúde humana e ambiental.
Neste domínio, a ciência farmacológica utiliza a convergência de metodologias de várias disciplinas (transdisciplinaridade), tanto não experimentais como experimentais, para construir o conhecimento, em trabalhos realizados por farmacologistas, farmacêuticos, químicos, biólogos, ecologistas, sociólogos, responsáveis pela saúde pública e engenheiros para prevenir e controlar a poluição.
Ao contrário da farmacovigilância, que começa com a vigilância pós-comercialização dos medicamentos, a ecofarmacovigilância começa no

ponto de produção e continua durante a utilização do medicamento na sua vida social, com o objetivo de promover o encerramento do seu ciclo de vida, a fim de reduzir a sua entrada no ecossistema natural, onde o medicamento se comporta como um poluente.

4.4 Farmacoecovigilância: investigação não antropocêntrica

A poluição química perturba o equilíbrio de um ecossistema natural, provocando alterações na sua vitalidade; a deteção destas alterações pode orientar a procura e a identificação de poluentes específicos.

O impacto dos poluentes químicos, nos diferentes níveis de organização do biota através da bioacumulação e da biomagnificação, contribui para a "amplificação ambiental" da distribuição de um poluente químico.

Para compreender o comportamento destas moléculas, são necessários protocolos que incluam nos seus calendários amostragens múltiplas e sequenciais no tempo e no espaço, bioensaios de toxicidade multi-espécies para as espécies-alvo utilizadas, ensaios de toxicidade crónica e ensaios com misturas de fármacos, estes últimos para tentar simular condições ambientais e meios razoavelmente próximos dos reais.

A amostragem sequencial no tempo e no espaço é necessária devido às oscilações das concentrações de poluentes ao longo do dia nas diferentes estações do ano (variações circadianas), o que faz com que os efeitos sejam diferentes consoante as oscilações das concentrações que podem ser registadas (que serão mais baixas nas estações chuvosas e mais altas nas estações secas).

As variações em diferentes pontos geográficos de um ecossistema exprimem as diferentes actividades produtivas que se desenvolvem nas margens de um determinado meio hídrico.

Os critérios de avaliação ambiental que utiliza: Vigor - Produtividade - Ameaça ambiental - Variações temporais e espaciais (geográficas e circadianas) - Resiliência (resiliência, procura detetar efeitos cumulativos e sinérgicos).

A abordagem de Eco-saúde reafirma a necessidade de incorporar o pensamento de sistemas na saúde e investigação ambiental porque pode levar a uma melhor compreensão dos limites do problema de poluição, sua magnitude e sua dinâmica. Em última análise, conduz a um processo de investigação mais rico e mais eficaz [Charron 2012].

Uma vez que não é possível abordá-los de forma tradicional devido à integralidade [Botti e Giret 2008], complexidade e incerteza dos fenómenos, a convergência de várias disciplinas é indispensável, daí a importância da transdisciplinaridade.

A sua abordagem permite tratar conjuntos de problemas em vez de se concentrar nos espaços delimitados por cada conhecimento epistemológico, adoptando uma abordagem sistémica e integradora do conhecimento [Morin 2007; Nebel e Wright, 1999; Charron 2012].

A investigação transdisciplinar envolve a integração de metodologias e ferramentas de investigação de todas as disciplinas, incluindo perspectivas e conhecimentos não académicos [Charron 2012].

A abordagem da eco-saúde considera a atividade humana como a principal fonte de riscos ambientais [Novo 1996]; a investigação académica sobre os problemas ambientais nem sempre torna visível esta ligação entre o mundo do trabalho, o impacto ambiental e a saúde [Martin 1993].

A poluição química urbana do ambiente natural (terra, água), causada pela prática médica, representa um perigo para a saúde e a vida das populações humanas, vegetais e animais; é um tipo de poluição humana ou antropogénica com origem nas actividades sanitárias quotidianas (Contaminantes Emergentes).

A presença dos fármacos entre os Contaminantes Emergentes que atingem o ambiente alarga o espetro de estudo da ciência farmacológica na sua área de vigilância, deslocando o seu olhar do espaço fármaco-epidemiológico para o espaço fármaco-ecológico, com actividades que se situam numa fase posterior à vida social do medicamento.

A abordagem ecossistémica da saúde é vista como uma nova fronteira que integra a ecologia, as ciências da saúde e muitos outros domínios, alargando o conceito de "saúde-doença" de um enfoque tradicional ao nível do indivíduo (Medicina Clínica) e da população (Saúde Pública) para as funções e estrutura do ecossistema como um todo (Medicina Ecológica) [Rapport et al. 2000].

4.5 Qualidade da água como indicador do estado do ecossistema

O estado de um ecossistema aquático pode ser conhecido a partir do estado da massa de água, que representa a componente abiótica desse ecossistema e é, portanto, um indicador da saúde desse ecossistema.

A qualidade da água refere-se às caraterísticas químicas, físicas, biológicas e radiológicas da água. É uma medida do estado da água em relação aos requisitos de uma ou mais espécies bióticas ou a qualquer necessidade ou objetivo humano.

Os indicadores de qualidade da água podem ser classificados de diferentes formas:

Consoante o parâmetro utilizado, podem ser:

- Físico-químico: baseado em parâmetros físicos ou químicos da água, como o pH, os sólidos em suspensão, a temperatura, etc., ou num conjunto desses parâmetros.
- Biológico: um organismo cuja presença fornece informações sobre o estado de saúde do meio aquático em que se desenvolve o seu ciclo biológico. Os organismos utilizados como indicadores biológicos da qualidade da água são os seguintes:

macroinvertebrados, peixes, diatomáceas, organismos patogénicos, etc.

- Hidromorfológicas: avaliam, por um lado, a diferença entre as caraterísticas hidrológicas e geomorfológicas actuais dos rios e, por outro, as caraterísticas que os rios teriam na ausência de alterações humanas, de modo a garantir o bom funcionamento do ecossistema fluvial.

As normas mais comuns utilizadas para avaliar a qualidade da água dizem respeito à saúde do ecossistema, à segurança do contacto humano e à água potável.

4.6 Bibliografia

Andrade Á., Arguedas S. e Vides R. (2011). Guía para la aplicación y monitoreo del Enfoque Ecosistémico, CEM-UICN, CI-Colombia, ELAP-U, IUCN.

CI, FCBC, UNESCO-

Barragán H., Pascual A., Bourgeois M. e Ojeda O. (2010). Desenvolvimento, saúde humana e ameaças ambientais. Crise de Sustentabilidade. Editorial de la Universidad de La Plata.

Bertalanffy L. Von (1976). Teoría General de Los Sistemas Primera, México: Fondo de Cultura Económica.

Botti V, Giret A. (2008). ANEMONA: Uma metodologia multiagente para sistemas de fabrico holónicos.

Charron D. (2012). Ecohealth: Origens e abordagem. Em D. Charron, ed. Investigação em Eco-saúde na Prática. Aplicações inovadoras de uma abordagem ecossistémica à saúde. Ottawa: Springer / Centro Internacional de Pesquisa para o Desenvolvimento, pp. 1-30.

De Freitas C.M., Gomes de Oliveira S., Schütz G.E., Freitas M., Gómez Camponovo M.P. (2007). Abordagens ecossistémicas e saúde na América Latina. Cadernos de Saúde Pública, 23(2), 283-296.

De Freitas C. (2009). Abordagens Ecossistêmicas em Saúde: Perspectivas para sua Adoção no Brasil e nos Primeiros Países da América Latina. C. Machado de Freitas, ed., Brasília: Organização Pan-Americana da Saúde.

Delgado de Bravo M. (1996). Ambiente y Calidad de vida: una respuesta a los problemas de las metrópolis latinoamericanas, Buenos Aires. 55-

Dicionário da Real Academia Espanhola (Vigésima segunda edição).

Di Pace M., Feoeaovisky S., Haadoy J. e Mazzucchelli S. (1992). Ambiente urbano na Argentina. Buenos Aires. CEAL. 202 p.

Duran R. La Argentina ambiental, Buenos Aires 1995.

Duncan K. (2001). Carta de Ottawa para a promoção da saúde. Public Health Educ. Saúde, 1(1), 19-22.

Frangi J.L. Ecologia e Meio Ambiente. Elementos de Política Ambiental, Honorable Cámara de Diputados, Província de Buenos Aires, 2000.

Kümmerer K. (2001). Medicamentos no ambiente: emissão de medicamentos, meios auxiliares de diagnóstico e desinfectantes para as águas residuais dos hospitais em relação a outras fontes da revisão. In: Chemosphere. 45,. 957-969.

Kümmerer K. (2004). Resistance in the environment (Resistência no ambiente). Journal of Antimicrobial Chemotherapy 54, 311-320.

Kummerer K. e Velo, G. (2006). Ecoparmacologia: Um novo tópico de importância em Farmacovigilância. Segurança dos Medicamentos 29(5), 371-373R.

Kümmerer K. (2009). A presença de produtos farmacêuticos no ambiente devido à utilização humana - conhecimentos actuais e desafios futuros. Journal of 7nvironmental Management 90, 2354-2366.

Martín Mateo R. El hombre una especie en peligro, Madrid, Campomanes. Libros,1993.

Mergler D. (2003). Integrar para além da Reengenharia de Processos Empresariais - Rumo à Empresa Holónica.Saúde Humana numa Abordagem Ecossistémica da Exploração Mineira. Em D. Rapport et al., eds. Managing for Healthy Ecosystems. Boca Raton, Florida: Lewis Publishers, pp. 875-883.

Mella P., Gazzola P. (2017). A visão holónica das organizações e empresas. Systems Research and Behavioral Science 34(3), 354-374.

Morin E., 2007. Introducción al pensamiento complejo Novena, Barcelona: Editorial Gedisa.

Nebel, B. e Wright, R. Ciencia Ambientales: Ecología y Desarrollo Sustentable, México, Pearson Educación, 1999.

Novo, M. Educação ambiental. Bases éticas, conceptuais e metodológicas. Madrid. Edu Universitas(1996)

OPAS, 2010. Determinantes ambientais e sociais da saúde em primeiro lugar. L. Galvao, J. Finkelman e S. Henao, eds., Cidade do México: OPAS/OMS, 2010.

OMS/OPAS. Health and Environment in Sustainable Development, Washington 2000.

Rapport D.J., Costanza R. e McMichael A.J. (1998). Assessing ecosystem health. Trends in ecology & evolution, 13(10), 397-402.

Rapport D., Hildén M. e Weppling K. (2000). Restoring the health of the earth's ecosystems: Um novo desafio para as ciências da terra. Episódios, 23(1), 12-19.

Waltner-Toews D. (2001). Uma abordagem ecossistémica da saúde e as suas aplicações às doenças tropicais e emergentes. Debate, Cad. Saúde Pública, 17(Suplemento), pp. 7-36.

Capítulo 5

Ecossistema natural: Bacia do Salí-Dulce

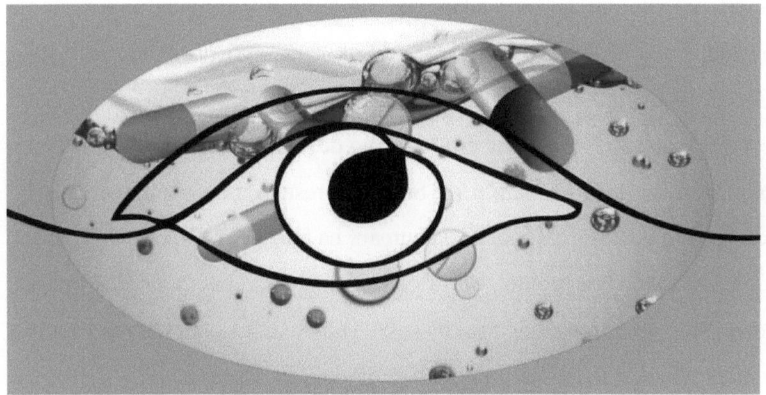

5.1 Caraterísticas geográficas

A Bacia do Salí Dulce é uma área partilhada pelas províncias de Salta, Tucumán, Santiago del Estero e Córdoba, na República Argentina. [2]Ocupa uma superfície de aproximadamente 57.320 km e abrange uma faixa de altitude de 200 a quase 5.500 metros acima do nível do mar. Geograficamente, podem distinguir-se duas regiões: a região alta em Salta e Tucumán e a região baixa em Santiago del Estero e Córdova.

No território de Tucumán, o rio Salí é represado a aproximadamente 25 km ao norte de San Miguel de Tucumán, na barragem Celestino Gelsi (ex Cadillal), até este ponto, o rio Salí drena pela bacia Tapia-Trancas, localizada no noroeste da província de Tucumán. O segundo reservatório está localizado na fronteira com a província de Santiago del Estero; é a barragem Frontal, em Termas de Río Hondo.

Nesta segunda travessia da planície de Tucumán, o rio Salí drena a vertente oriental da serra do Aconquija e aumenta consideravelmente o seu caudal.

O Salí é alimentado por 11 rios na sua margem direita e 3 na sua margem esquerda; além disso, 17 riachos drenam para ele. Do ponto de vista hidráulico, todos os afluentes do rio Salí são de natureza torrencial; têm caudais abundantes durante o semestre húmido, que são fortemente reduzidos durante o semestre seco.

Após cerca de 180 km, o Salí entra na província de Santiago del Estero com o nome de Dulce e desagua na província de Córdova, na lagoa Mar Chiquita. O Salí é um rio permanente, com uma direção predominantemente norte-sul e um controlo estrutural marcado. Os diferentes microclimas, as diferenças de altitude existentes, permitiram o desenvolvimento de planícies, selvas, florestas, vales, montanhas com neve perpétua, rios de montanha e uma fauna terrestre e aquática variada. É essencial conservar a sua biodiversidade pelos benefícios diretos que proporciona e é necessário promover práticas que contribuam para a sua sustentabilidade.

5.2 Funções da bacia

Este sistema hídrico, o rio Salí, presta um serviço ambiental de importância fundamental para a aglomeração; Uma rede de canais de drenagem que eram originalmente colectores naturais (riachos e valas de irrigação), e drenos artificiais a céu aberto que desaguam no Salí a montante (Canal Norte) e a jusante (Canais San Cayetano e Sul) da cidade de San Miguel de Tucumán, descarregam as suas águas direta ou indiretamente no rio.

A Bacia Hidrográfica do Salí-Dulce proporciona os seguintes benefícios de interesse social que, no seu conjunto, constituem Serviços Ambientais: Ciclos hidrológicos, fornecimento de oxigénio, absorção de dióxido de carbono, regulação do clima, regulação biogeoquímica. Fornece água para a vida e para o funcionamento do sistema produtivo (agricultura, indústria), produção de eletricidade (barragens e reservatórios). É uma fonte de proteínas através da pesca, uma fonte de madeira, frutos e sementes através da polinização das flores, uma fonte de genes. É também uma fonte de lazer.

5.3 Poluição da água: reservatório de resíduos: pressões-impacto

O sector ribeirinho encontra-se poluído e com um elevado grau de degradação ambiental devido à descarga de efluentes urbanos e industriais não tratados que são descarregados diretamente e através da rede de canais.

As lixeiras urbanas têm diferentes origens, tanto em bairros estruturados como em assentamentos irregulares sem infra-estruturas.

A poluição química transforma essa realidade natural dos Serviços Ambientais; ela degrada essa fonte de recursos, tornando-se um reservatório de substâncias que alteram o funcionamento do ecossistema e atentam contra a vida. [Tolcaichier 2000].

Uma descrição bastante completa da situação desta bacia foi efectuada em 1995, no trabalho intitulado "Diagnóstico de la Contaminación de la Cuenca Salí Dulce. Plan integral de acción para su solución", elaborado por profissionais do Ministério da Ciência, Tecnologia e Meio Ambiente da República de Cuba e da Secretaria de Recursos Naturais e Meio Ambiente Humano da Argentina, que expressa a CBO por dia, mostra a importante contaminação industrial no inverno e no verão, gerada no inverno pela indústria açucareira e no verão pelas fábricas de citrinos, alimentos, leveduras e frigoríficos. As indústrias do açúcar e do álcool são as que geram mais poluição no inverno. A poluição urbana não é considerada.

Assim, uma das principais fontes de contaminação é a contribuição dos resíduos industriais dos engenhos de açúcar, com um total de doze destilarias, que geram cerca de 1.400.000 m3 de vinhaça por ano, que em várias ocasiões é descarregada sem tratamento prévio em numerosos ribeiros e rios, que acabam por desaguar no rio Salí. Esta situação é ainda agravada pelos efluentes das fábricas de papel, das explorações de citrinos, dos matadouros, dos curtumes, das redes de esgotos, da utilização maciça de fertilizantes azotados e fosforados e de pesticidas, com grandes quantidades de sedimentos sólidos e inundações [Georgieff 2012].

A poluição da bacia é um problema muito importante e afecta mais intensamente a zona alta do que a zona baixa, que se torna a recetora da poluição. O seu recetáculo é a barragem de Frontal del Río Hondo (província de Santiago del Estero), que constitui uma imensa lagoa de estabilização da matéria orgânica.

Os poluentes gerados na zona alta provêm de efluentes urbanos e resíduos industriais. Uma análise técnico-ambiental realizada pelo Departamento de Saneamento Ambiental do SIPROSA mostra quais são as cidades que contribuem, direta ou indiretamente, com a maior quantidade de águas residuais para o riacho Salí, e deixa claro que San Miguel de Tucumán contribui com 85,2% do volume total de águas residuais.

Para o ano de 1995, a quantidade de sólidos despejados na Bacia do Salí foi de aproximadamente 3.600.000 toneladas por ano, incluindo sedimentos e efluentes industriais e urbanos (esgotos e resíduos sólidos urbanos). Um ponto importante deste estudo é o facto de os efluentes serem maioritariamente orgânicos.

A má disposição dos resíduos industriais e urbanos (resíduos sólidos urbanos e esgotos), a exploração madeireira e o desmatamento indicam que o sistema natural está sendo agredido, que há problemas ambientais na Bacia.

Os efluentes descarregados nos rios da bacia provêm de: -Indústrias açucareiras 28% da carga total de efluentes, -Citricultura 13%, -Matadouros 20%, -Estações de tratamento de águas residuais 28%, -Estações de engarrafamento 7% e -Outras actividades que constituem os restantes 16% da carga poluente.

Em 2013, o jornalista Diego Astudillo, no La Gaceta, afirmou no seu artigo que "enquanto a produção de biocombustíveis é o principal poluente, a mineração, os aterros sanitários, os esgotos e os agroquímicos completam um cocktail que levanta dúvidas sobre a sua remediação". O mesmo artigo explica que o principal poluente é a vinhaça, um produto residual gerado na produção de etanol a partir do melaço da cana-de-açúcar.

Durante muitos anos, as onze destilarias que operam em Tucumán despejaram esse produto no rio; a crítica situação ambiental da bacia do

Salí-Dulce entrou na agenda da mídia nacional após a maior catástrofe ambiental em Santiago del Estero nos últimos anos; Foi em novembro de 2011, quando quatro toneladas de peixes morreram na represa de Río Hondo, gerando uma resposta do governo e da Defensoria do Povo dessa província, que promoveu diversas ações judiciais para que as indústrias de Tucumán tratassem seus resíduos antes de despejá-los nos rios afluentes da bacia. Chegaram a recorrer à Suprema Corte de Justiça da Nação e apresentaram documentação que comprometia cerca de 15 usinas de açúcar de Tucumán [Albornoz et al, 2012].

No que diz respeito às caraterísticas dos resíduos líquidos da bacia, tanto urbanos como industriais, foi detectada uma grande quantidade de matéria orgânica que, ao biodegradar-se, consome o oxigénio dos rios para a sua estabilização.

Dispõe-se de dados diretos sobre a qualidade das águas superficiais em alguns pontos dos cursos de água naturais e artificiais mencionados, como o rio Salí, a ribeira El Manantial e os canais Norte e Sul - antes de desembocarem no Salí - e o canal San Cayetano no cruzamento com a rua Anselmo Rojas. Os controlos realizados incluem variáveis físico-químicas convencionais, composição iónica maioritária e indicadores de contaminação orgânica. Estes podem ser a Carência Bioquímica de Oxigénio (CBO), o Oxigénio Dissolvido (OD) e os nutrientes.

Estes dados não estão correlacionados com a variável tempo e apenas alguns foram recolhidos de forma sistemática no âmbito de um Programa de Controlo da Qualidade das Águas Superficiais. No que diz respeito ao tratamento de águas residuais, as redes de recolha da cidade de San Miguel de Tucumán estão saturadas em grandes áreas. Como fator agravante, é de referir que nem todos os efluentes recolhidos por estas redes são tratados na estação de tratamento de San Felipe; uma grande parte (cerca de 70%) é descarregada em bruto, através de condutas e esgotos pluviais a céu aberto, no rio Salí. Foram identificadas treze zonas onde este tipo de descargas é efectuado [Gonzalez 2000; Puchulu 2012].

5.4 Definição das variáveis de qualidade da água associadas ao estado de um ecossistema aquático

Cor: Impressão produzida por uma tonalidade de luz nos órgãos visuais. É avaliada como: colorida; incolor ou sem cor.
Odor: Sensação resultante da perceção de um estímulo pelo sistema sensorial olfativo. É avaliado como tendo odor; inodoro ou inodoro.
Turbidez: Medida do grau de transparência, devido à presença de partículas em suspensão. É avaliada como transparente; turva.
Sedimento: Matéria que, depois de ter estado em suspensão num líquido, acaba por ficar no fundo devido ao aumento da sua gravidade. Avalia-se: sem sedimento, com sedimento.
pH: Uma medida da acidez ou alcalinidade de uma solução, indicando a concentração de iões de hidrogénio presentes. A escala de pH varia tipicamente de 0 a 14. As soluções com um pH inferior a 7 são ácidas, enquanto as soluções alcalinas têm um pH superior a 7.
Temperatura: Grandeza física que reflecte a quantidade de calor existente num corpo, num objeto ou no ambiente. Está ligada à noção de frio (temperatura mais baixa) e de quente (temperatura mais alta). A unidade de medida da temperatura é o grau Celsius (°C). Corresponde à centésima parte entre o ponto de fusão da água e o seu ponto de ebulição na escala que estabelece o valor de zero graus para a fusão e cem para a ebulição.

Amoníaco: Substância química em forma gasosa, com um odor pungente. É constituída por uma parte de azoto e três partes de hidrogénio. Dissolve-se facilmente na água. É avaliado como Positivo ou Negativo.

Nitratos-Nitritos: Estes são dois dos compostos de azoto utilizados pelas plantas e animais que, eventualmente, devolvem o azoto sob a forma de gás ao ar. É avaliado como Positivo ou Negativo.

Cloreto: O ião cloreto é um dos principais aniões da água, incluindo os esgotos. Em concentrações elevadas, o cloreto pode conferir um sabor salino à água. Existem vários métodos para a sua determinação e, de entre estes, o método argentométrico é recomendado para águas relativamente límpidas com concentrações de Cl- iguais ou superiores a 5 mg/L e em que 0,15 a 10 mg do anião estão presentes na porção medida. Numa solução neutra ou ligeiramente alcalina, o cromato de potássio pode indicar o ponto final da titulação de cloreto com nitrato de prata. Verifica-se uma precipitação quantitativa de cloreto de prata e, em seguida, de cromato de prata vermelho-tijolo.

Sulfato: Os sulfatos estão amplamente distribuídos na natureza e são relativamente abundantes na água dura. O ião sulfato precipita em meio ácido com cloreto de bário para formar cristais de sulfato de bário de tamanho uniforme. $_4^{2-}$A quantidade de cristais é proporcional à concentração de sulfato na amostra e a absorvância da luz da suspensão pode ser medida espectrofotometricamente a 420 nm, sendo a concentração de SO determinada em relação a uma curva de calibração. Este método permite a determinação de sulfato até 40 mg/L. Se a amostra tiver uma concentração superior, deve ser efectuada uma diluição.

Dureza total: Na prática, a dureza total da água é definida como a soma das concentrações de iões cálcio e magnésio, expressa em carbonato de cálcio em mg/l. O método titrimétrico baseia-se na capacidade do sal de sódio do ácido etilenodiaminotetracético (EDTA) para formar complexos quelatos solúveis quando adicionado a soluções de alguns catiões metálicos. Para a determinação da Dureza Total, o pH da solução deve situar-se em torno de 10, para o que se adiciona a solução tampão de dureza e como indicador o Negro de Eriocromo T, que provoca uma coloração vermelho-vinho. A adição de EDTA como titulante complexifica os iões cálcio e magnésio e, no final da titulação, a solução torna-se azul. Para garantir um ponto final satisfatório, o Mg deve estar presente, o que é introduzido no tampão. Embora a nitidez do ponto final aumente com o pH, este não pode ser aumentado indefinidamente, uma vez que tal precipitaria carbonato de cálcio ou hidróxido de magnésio. Para a determinação da dureza cálcica, utiliza-se o hidróxido de sódio como alcalinizante para elevar o pH, a fim de precipitar o magnésio e determinar o cálcio, utilizando como indicador o Murexido, que forma com o EDTA um ponto final violeta nítido. A dureza do magnésio é determinada pela diferença entre a dureza total e a dureza do cálcio. O cálcio e o magnésio são determinados por cálculos a partir da dureza do cálcio e do magnésio, respetivamente.

Alcalinidade: A alcalinidade de uma água é a sua capacidade de neutralizar ácidos e é a soma de todas as bases tituláveis. Normalmente, deve-se principalmente ao seu teor de carbonato, bicarbonato e hidróxido, embora outros sais ou bases também contribuam para a alcalinidade. O seu valor pode variar significativamente com o pH do ponto final. A amostra é titulada com uma solução de ácido mineral forte até pH 8,3 e 4-5.

Condutividade: A condutividade é uma medida da capacidade de uma solução aquosa transportar uma corrente eléctrica. Esta capacidade depende da presença de iões dissolvidos, das suas concentrações absolutas e relativas, da sua mobilidade e valência, e da temperatura e viscosidade da solução. Este parâmetro é utilizado para estimar o teor total de constituintes iónicos. A medida física praticada numa determinação laboratorial é geralmente a resistência medida em ohms. No Sistema Internacional de Unidades, o recíproco do ohm é o siemens (S) e a condutividade é expressa em mS/m, sendo a correspondência 1mS/m=10 μmhos/cm. A salinidade, que não tem dimensão, foi inicialmente concebida como a determinação da massa de sais dissolvidos numa dada massa de solução, mas esta determinação experimental por secagem apresenta dificuldades devido às perdas de certos componentes. A única forma real de determinar a salinidade real ou absoluta de uma água natural é efetuar uma análise química completa e dispendiosa, cuja precisão nem sempre é satisfatória. Decidiu-se, portanto, determiná-la indiretamente por diferentes métodos, incluindo a condutividade. Este método é o mais preciso, mas só responde aos solutos iónicos.

Sódio: indica a salinidade-Avalia Positivo ou negativo

Potássio: indica salinidade - Avalia positiva ou negativamente

Oxigénio dissolvido: O oxigénio dissolvido (DO) é a quantidade de oxigénio gasoso que se encontra dissolvido na água. $_2$É medido em mgO /L.

$_2$Carência Química de Oxigénio : A Carência Química de Oxigénio (CQO) é um parâmetro químico que representa uma medida de toda a matéria orgânica e inorgânica presente em solução e/ou em suspensão que pode ser oxidada quimicamente, pela ação de agentes oxidantes, em condições ácidas, e é medida em miligramas de "oxigénio" equivalente à fração orgânica dissolvida e/ou em suspensão por litro de solução (água residual). A CQO pode ser relacionada empiricamente com a CBO, o carbono orgânico ou a matéria orgânica.

$_2$Carência Bioquímica de Oxigénio: Um dos parâmetros mais utilizados, é uma medida da quantidade de oxigénio utilizada pelas populações microbianas na água em resposta à introdução de material orgânico degradável. $_2$É medido em mg O / L.

5.5 Bibliografia

Georgieff SM (2012). As causas dos transbordamentos e inundações no sudeste de Tucumán. Reunião da Comissão de Participação Social do Comité Interjurisdicional das Bacias do Salí Dulce. 27 de junho de 2012.

Gonzalez JA. (2000). "Diagnóstico da contaminação da bacia hidrográfica do rio Salì". Plan Integral de Acciòn para su solución. Cuadernos de Medio Ambiente. Governo Superior da Província de Tucumán.

Puchulu ME (2012). Diagnóstico e situação atual da salinização do solo no sudeste de Tucumán. Reunião do Comité da Bacia Salì-Dulce. 27 de junho de 2012.

Albornoz M., Bollero M., Bosio M. Agua y Ambiente. Problemática de la Cuenca Salí Dulce. Editorial UNSTA. 2012.

Tolcachier A.J. Poluição da água. Livro Virtual Intramed, Roemmers, n.d. 2000.

Capítulo 6

Hipótese

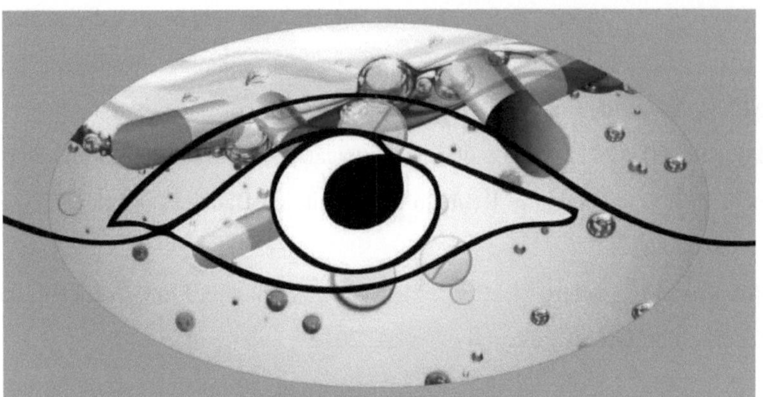

6.1 Hipóteses
6.2 Objetivo geral
6.3 Objectivos específicos
6.4 Objetivo

Hipótese

A abordagem sistémica do problema da poluição ambiental da água é uma metodologia útil para detetar alterações num ecossistema. Está orientada para a procura de poluentes emergentes, nomeadamente fármacos em cursos de água doce, com áreas de estudo transversais que atingem a ciência da farmacologia.

Objetivo geral

Detetar, com uma abordagem sistémica, alterações no estado de um ecossistema aquático pertencente à bacia hidrográfica do Salí Dulce, que possam estar associadas a agentes químicos orgânicos não biodegradáveis (poluentes emergentes) contidos nos esgotos da cidade de San Miguel de Tucumán.

Objectivos específicos

1-Delimitar um ecossistema aquático de 100 km, pertencente à bacia hidrográfica do Salí-Dulce e localizar nele, três sub-ecossistemas identificados como P1 pré-urbano, P2 urbano e P3 pós-urbano, com diferentes exposições à drenagem urbana.

2-Detetar as variações geo-temporais do estado dos sub-cosistemas pré-urbano P1, urbano P2 e pós-urbano P3.

3-Averiguar o estado do sub-ecossistema hídrico P2, que recebe a drenagem da cidade de San Miguel de Tucumán no inverno e no verão.

4-Analisar as variações da capacidade de auto-purificação do ecossistema delimitado, relacionadas com a matéria orgânica não biodegradável.

Objetivo

Contribuir para a conservação do ecossistema natural do Salí Dulce, fonte de água e recursos naturais de várias províncias: Salta, Tucumán, Santiago del Estero e Córdoba. A saúde e a vida de numerosas populações do norte da Argentina dependem deste ecossistema natural.

Capítulo 7

Materiais e métodos

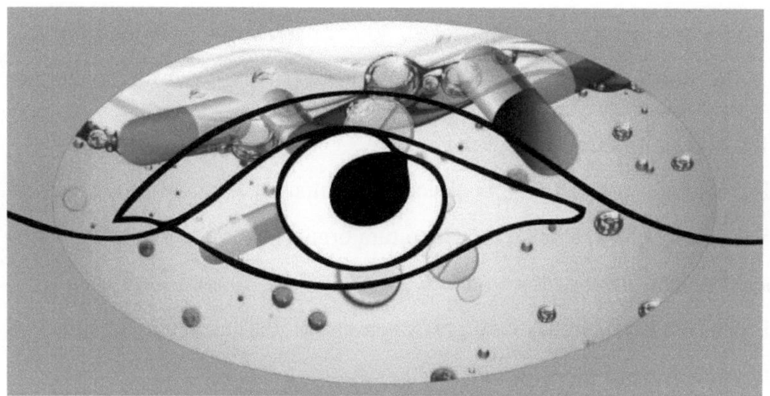

7.1 Materiais e métodos
7.2 Resultados
7.3 Discussão
7.4 Bibliografia

7.1 Materiais e métodos

7.1.1 Tipo de estudo

Estudo de farmaco-ecovigilância; estudo transversal realizado no inverno 2017/2018 e verão 2018/2019, observacional com recurso a técnicas analíticas para determinação de parâmetros físico-químicos, complementadas com espetroscopia de infravermelhos e absorção atómica.

7.1.2 Área de estudo

É concebido um sistema, contido no Sistema da Bacia Hidrográfica do Salí Dulce, que apresenta uma estrutura organizacional composta por três subsistemas, localizados ao longo de 100 km das margens do rio Salí.

É delimitada por linhas cartográficas para recolher amostras de água dos três subsistemas identificados.

Foram realizadas quatro campanhas, duas no verão e duas no inverno, para monitorizar a qualidade da água da bacia do Salí Dulce em três sectores do seu leito a céu aberto (Quadro 2).

Quadro 2 Descrição das datas de amostragem

Campanha	Data	Abreviatura
1	24 de julho de 2017	Jul 17
2	16 de fevereiro de 2018	18 de fevereiro
3	24 de julho de 2018	18 de julho
4	16 de fevereiro de 2019	19 de fevereiro

7.1.3 Amostragem

Foi efectuada uma visita visual às zonas acessíveis da bacia. Isto permitiu selecionar os locais de amostragem mais representativos para este estudo. Foram recolhidas doze amostras de água do ecossistema em estudo, no inverno e no verão.

7.1.4 Recolha de amostras

Contentores de amostras:

Foi utilizado um frasco de recolha submerso, sempre à mesma profundidade. A limpeza do recipiente seguiu um protocolo pré-estabelecido. O volume de amostra de água a recolher dependia das necessidades do laboratório, em função dos parâmetros a analisar.

Preservação das amostras

As amostras para determinação de parâmetros físico-químicos devem ter uma precaução simples: encher completamente os frascos e tapá-los de modo a que não haja ar na amostra. $_{2}$Isto limita a interação com a fase gasosa e a agitação durante o transporte, evitando alterações no teor de CO e, consequentemente, variações no pH. Os métodos existentes para a conservação com tempo máximo limitam-se ao controlo do pH, à adição de produtos químicos e à refrigeração.

7.1.5 Parâmetros de qualidade da água num ecossistema aquático

Caraterísticas organolépticas, Parâmetros físico-químicos, Oxigénio dissolvido, Carência biológica de oxigénio, Carência química de oxigénio, Metais pesados, Moléculas orgânicas persistentes

Técnicas

Temperatura: Foi utilizado um termómetro Celsius (Celsius) com uma coluna de mercúrio. A temperatura foi medida in situ, por introdução direta do termómetro na água recolhida.

pH: Os modernos medidores de pH (pHmetros) possuem um mecanismo eletrónico que compensa automaticamente a medição em função da temperatura, com registo do valor real do pH à temperatura de medição. O procedimento para a medição deste parâmetro consiste em introduzir o sensor na massa de água; se tal não for possível (como no caso de águas profundas), a amostra pode ser recolhida com um dos frascos de amostragem, sendo depois transferida para um frasco de polietileno completamente cheio (250 - 500 ml), tapado e armazenado no escuro e a baixa temperatura até à realização da leitura.

Amoníaco: foi utilizado o método do azul de indofenol. O ião amónio presente na água reage em meio alcalino de citrato com hipoclorito de sódio. Forma a monocloroamina que, na presença de fenol e de nitroprussiato de sódio, que actua como catalisador, forma o azul de indofenol.

Nitritos: Em princípio, o nitrito NO2 - é determinado pela formação de um composto azo vermelho produzido a pH 2 - 2,5, acoplando sulfanilamida diazotizada com dicloreto de N-(1-naftil) etilenodiamina (dicloreto de NED). A absorvância da solução é medida a 543 nm para posterior quantificação.

Nitrato: Os principais métodos de avaliação dos iões nitrato (mg/L) na água baseiam-se: a) na redução a iões nitrito e subsequente avaliação destes por métodos colorimétricos; b) na reação colorimétrica resultante das propriedades oxidantes do ácido sulfúrico; c) na determinação polarográfica; e d) na espetrometria de ultravioleta.

O cloreto é um dos principais aniões da água, incluindo os esgotos. Em concentrações elevadas, o cloreto pode conferir um sabor salino à água. Existem vários métodos para a sua determinação. $^{-}$ De entre estes, o método argentométrico é recomendado para águas relativamente límpidas com concentrações de Cl de 5 mg/L ou superiores, com 0,15 a 10 mg do anião presente na porção testada. Numa solução neutra ou ligeiramente alcalina, o cromato de potássio pode indicar o ponto final da titulação de cloreto com nitrato de prata. Verifica-se uma precipitação quantitativa de cloreto de prata e, em seguida, de cromato de prata vermelho-tijolo.

$^{2-2+}$ **Sulfatos:** A base da determinação turbidimétrica dos sulfatos (método oficial) é a reação entre o anião SO4 e o catião Ba, formando um produto insolúvel. Numa suspensão de goma-arábica, este produto permanece em solução o tempo suficiente para a análise turbidimétrica por medição espectrofotométrica a 425 nm.

Dureza total: o método de determinação é por titulação com ácido etilenodiaminotetracético (EDTA) na presença de um tampão que cria um pH do meio entre 10,0 e 10,1. O título de EDTA é previamente normalizado com uma solução-padrão de cálcio. Os iões cálcio e magnésio formam complexos estáveis com o acetato de etilenodiamina tetra-dissódico, sendo o ponto final da titulação detectado pela mudança da cor rosa para azul do indicador Eryochrome-T Black. $_3$Os resultados são expressos em mgCaCO /L.

Alcalinidade: método de determinação por titulação com uma solução-padrão de ácido clorídrico de título conhecido, validada com uma solução de carbonato de sódio. Para a deteção do ponto final, utiliza-se o indicador verde de bromocresol até que a cor mude de azul para amarelo. $_3$Os resultados são expressos em mg CaCO /L. Dado que a alcalinidade das águas de superfície é geralmente determinada pelo teor de carbonatos, bicarbonatos e hidróxidos, é tomada como indicador destas espécies iónicas (Beltran 2011).

OD: A determinação do oxigénio dissolvido por métodos electrométricos oferece várias vantagens: rapidez, instrumento portátil, monitorização contínua com equipamento de registo de sinais e menos interferências do que os métodos químicos.

CBO: O teste de CBO é um procedimento experimental, do tipo bioensaio, que mede o oxigénio necessário aos organismos nos seus processos metabólicos que consomem a matéria orgânica presente nas águas residuais ou naturais. As condições de teste padrão incluem ~~a~~ incubação no escuro a 20°C durante 5 dias. As condições de teste padrão incluem a incubação no escuro a 20°C durante um período de tempo especificado, normalmente cinco dias. As condições naturais de temperatura, população biológica, movimento da água, luz solar e concentração de oxigénio não podem ser reproduzidas em laboratório. Os resultados obtidos devem ter em conta os factores acima referidos para uma interpretação correta.

As amostras de águas residuais ou uma diluição adequada das mesmas são incubadas durante cinco dias a 20°C no escuro. $_5$A diminuição da concentração de oxigénio dissolvido (OD), medida pelo método de Winkler ou por uma modificação do mesmo, durante o período de incubação, produz uma medição de CBO .

$_5$São numerosos os factores que afectam o ensaio de CBO, incluindo a matéria orgânica solúvel, a matéria orgânica em suspensão, os sólidos sedimentáveis, os sólidos flutuáveis, a presença de ferro na forma oxidada ou reduzida, a presença de compostos de enxofre e a água não homogeneizada (misturada). Atualmente, não existe uma metodologia para corrigir ou ajustar os efeitos destes factores.

CÁLCULO
Quando a água de diluição não tiver sido inoculada: $_5$CBO , mg/L = (D1-D2)/P

onde:

$_1$D = DO da amostra diluída imediatamente após a preparação, mg/L,

$_2$D = DO da amostra diluída após 5 d de incubação a 20°C, mg/L,

P = fração volumétrica decimal da amostra utilizada.

Quadro 3 Qualidade da água em função do teor de CBO

$_5$ CBO (mg/L)	Qualidade
50-120	Muito poluído
30-49	Contaminado

6-29	Aceitável
' 6	Boa qualidade

55Carência Bioquímica de Oxigénio (CBO) É inversamente proporcional ao teor de oxigénio (baixo teor de oxigénio/alto teor de CBO).

24227244**CQO:** as substâncias orgânicas e inorgânicas oxidáveis presentes na amostra são oxidadas por refluxo fechado em solução ácida (H SO) com excesso de dicromato de potássio (K Cr O) na presença de sulfato de prata (Ag SO), que actua como agente catalisador, e de sulfato de mercúrio (HgSO), adicionado para evitar a interferência de cloretos. 27Após a digestão, o K Cr2O remanescente é titulado com sulfato ferroso amoniacal para determinar o consumo. A matéria orgânica é calculada em termos de equivalente de oxigénio. (Baird, E. e Rice E., 2015).

Técnicas analíticas complementares

Espectroscopia de infravermelhos

A região do espetro eletromagnético conhecida como infravermelho (IR) vai desde o vermelho do espetro visível (~0,75 μm) até à região das micro-ondas (300 a 400 μm). O infravermelho fundamental compreende a área de 2,5 μm a 16 μm e é muito útil para o estudo de estruturas. Vários grupos funcionais orgânicos apresentam absorções caraterísticas nesta região, que são utilizadas para os diagnosticar. A energia, entre 14,3 e 1,8 kcal, está associada à radiação IR fundamental porque é insuficiente para promover a um estado excitado. A magnitude da energia envolvida no IV fundamental é apenas suficiente para provocar alterações vibracionais ou deformação das ligações químicas. No entanto, nem todas as vibrações moleculares dão origem à absorção de radiação IV. A teoria electromagnética diz que haverá absorção quando a variação do momento de dipolo (μ), em relação ao deslocamento, for diferente de 0. Portanto, só estarão activas as vibrações que produzam uma variação do momento de dipolo.

Os espectros de IV foram obtidos numa máquina FT-Perkin Elmer 1600 Series FT-Perkin no Instituto de Físico-Química da Faculdade de Bioquímica, Química e Farmácia sob a direção da Dra. Aida Ben Altabef.

Espectrofotometria de absorção atómica

A análise da absorção atómica baseia-se no número de electrões associados ao núcleo de cada elemento. O estado normal e mais estável da configuração orbital de um átomo é conhecido como o estado fundamental. Se for aplicada energia a um átomo, esta será absorvida e um eletrão será promovido a um estado menos estável, conhecido como estado excitado. A partir deste estado instável, o átomo regressa ao seu estado fundamental, libertando a energia da luz.

No estado fundamental, um átomo absorve energia luminosa num comprimento de onda específico para passar ao estado excitado. Se o número de átomos no trajeto da luz aumentar, a quantidade de luz absorvida também aumenta. Ao medir a quantidade de luz absorvida, pode ser efectuada uma determinação quantitativa da quantidade de analito. A utilização de fontes de luz especiais e uma seleção cuidadosa dos comprimentos de onda permitem a determinação de elementos específicos.

A análise dos metais pesados por espetrometria de absorção atómica é efectuada em amostras filtradas para determinar os metais solúveis, ou em amostras não filtradas submetidas a uma digestão ácida para determinar os metais totais. Este método, que se aplica à análise de amostras de águas superficiais e residuais, é utilizado para determinar o cádmio, o crómio, o cobre, o chumbo, o níquel e o zinco. Estas análises foram efectuadas no laboratório de análise química de traços LABTRA da Universidade

Nacional de Tucumán, dirigido pela Dra. Adriana Sales.

Análise estatística

Os resultados são expressos como média ± SEM. As diferenças nos valores médios foram avaliadas por análise de variância (ANOVA). O teste de Tukey foi utilizado para todas as comparações de grupos múltiplos entre pares. Em todas as análises estatísticas, os valores de $P > 0,05$ foram considerados não significativos.

7.2 RESULTADOS

Os resultados, correspondentes aos parâmetros estudados e medidos neste trabalho, são expressos com a distribuição espácio-temporal no curso de água. Além disso, foram realizadas análises por espetroscopia de infravermelhos e absorção atómica para detetar poluentes orgânicos e metais vestigiais, permitindo assim uma melhor interpretação dos resultados obtidos.

7.2.1 - Sub-ecossistema peri-urbano, 100 km, na bacia do Salí Dulce

O ecossistema delimitado pertence à bacia hidrográfica do Salí Dulce (Figura 2), ao longo de uma distância de 100 km. Nele se localizam três sub-ecossistemas: a) El Timbó-Departamento de Burruyacú- Prov. de Tucumán (P1: Pré-urbano); b) El Bracho (P2: Urbano) e c) Termas de Rio Hondo, Prov. de Santiago del Estero (P3: Pós-urbano) com diferentes exposições à drenagem urbana na qual se mobilizam Poluentes Emergentes.

.

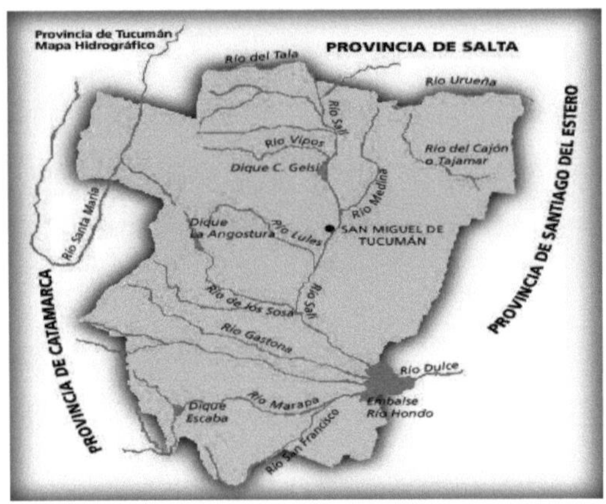

Figura 8 --Localização da bacia do Salí Dulce

O sub-ecossistema denominado P1 (pré-urbano) corresponde a uma área rural, localizada após a represa Celestino Gelsi e antes de chegar à área urbana (San Miguel de Tucumán). Apresenta baixa urbanização e alto desenvolvimento agrícola, o que o torna um local de interesse para a avaliação da qualidade da bacia, pois pode receber agroquímicos poluentes através do escoamento superficial. A presença de amónio e de fosfatos, estes últimos associados à utilização de fertilizantes no sector produtivo, seria uma prova do que foi postulado no parágrafo anterior.

Sítio de amostragem P2 (urbano). Trata-se de uma zona altamente urbanizada, com elevado tráfego de veículos, que alberga também algumas indústrias. A presença de aglomerados populacionais nas margens do ribeiro sugere um potencial poluente, principalmente descargas diretas de dejectos humanos associadas à ausência de rede de esgotos. Zona de maior potencial poluidor.

Por fim, o sítio P3, pós-urbano, é uma área rural a 70 km da área urbana, antes de o córrego entrar na Barragem Termas de Rio Hondo. É de interesse conhecer a qualidade da água nesse local, pois ela influencia o trecho inferior, que deságua na Barragem Termas de Rio Hondo.

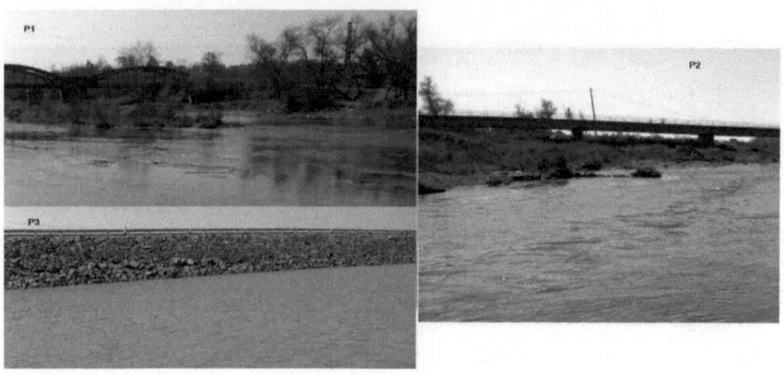

Figura 9 Locais de amostragem

Quadro 4 Localização geográfica dos locais de amostragem

		Coordenadas geográficas		
Sítio	Local	Latitude	Comprimento	H
P1	El Timbo	26°43' 08 "S	65°09' 45 "O	487 masl
P2	El Bracho	26°58 20 "S	65°13' 52 "O	382 masl
P3	Reservatório Termas de Río Hondo	27°31'16 "S	64°52'56 "O	251 masl

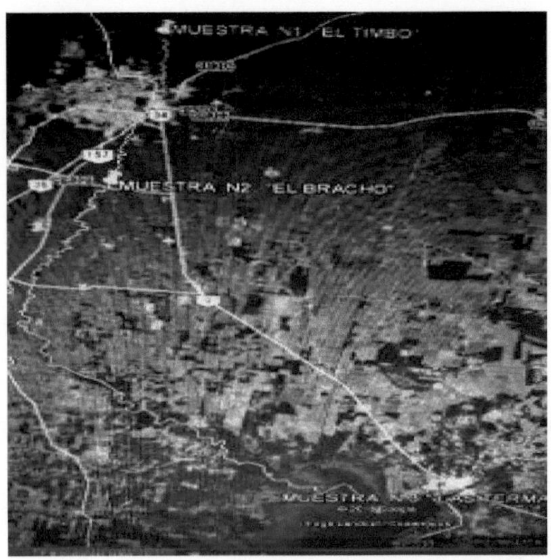

Figura 10 Localização geográfica dos três locais de amostragem (Fonte: elaboração própria).

7.2.2 Estado e variações sazonais do sub-ecossistema da bacia hidrográfica objeto do presente estudo

7.2.2.1 Caraterísticas organolépticas

O quadro 5 mostra variações sazonais acentuadas das caraterísticas organolépticas da água, modificações invernais da cor, do odor e da turvação das amostras recolhidas.

Quadro 5 Caraterísticas organolépticas

Época do ano	Parâmetros	Valores Normal	Ponto 1	Ponto 2	Ponto 3
INVERNAL	2Temperatura	NR	17,0 ± 1,0	12,0 ± 1,0	15,0 ± 1,0
	Cor	Incolor	Incolor	Não incolor	Incolor
	Cheiro	Inodoro	Inodora	Particulare	Inodora
	Turbidez	1-8 NTU	2,5±0,1	20,0±0,1	15,0±0,1
	Sedimentos	Escassa	Sem	Escassa sedimentos	Sem sedimentos
ESTIVAL	2Temperatura	NR	24,5 ± 1,0	22,0 ± 1,0	25,3 ± 1,0
	Cor	Incolor	Incolor	Incolor	Incolor
	Cheiro	Inodoro	Inodora	Inodora	Inodora
	Turbidez	1-8 NTU	6,0 ± 0,1	8,0 ± 0,1	3,0 ± 0,1
	Sedimentos	Escassa	Escassa	Escassa	Sem sedimentos

N.R.= Não referenciado

Existem variações sazonais nas caraterísticas organolépticas da água. Em P2, observam-se sinais de deterioração da qualidade da água, principalmente na fase de inverno. A temperatura da água está relacionada com a irradiação recebida, sendo as temperaturas medidas tanto no verão como no inverno compatíveis com a vida aquática. Substâncias coloridas, matéria em suspensão, argila, silte, coloides orgânicos, plâncton e organismos microscópicos modificam a cor e determinam a turbidez da água. Na fase de inverno, as amostras de água em P2 não são incolores: o que indica a presença de matéria em suspensão. De acordo com a OMS (Organização Mundial de Saúde), a turvação da água destinada ao consumo humano não deve, em caso algum, exceder 5NTU e, idealmente, deve ser inferior a 1NTU UNF/NTU. A turvação é medida em unidades nefelométricas de turvação. Na fase de inverno a turvação é de 12NUT e na fase de verão é de 8NTU para o P2, considerado o sub-ecossistema com as caraterísticas organolépticas mais alteradas.

7.2.2.2.2 Parâmetros físico-químicos

Os componentes químicos também apresentam variações sazonais, como se pode ver no Quadro 6.

Tabela 6 Parâmetros físicos e químicos

Estação do ano	Parâmetros	Ponto 1	Ponto 2	Ponto 3
inverno	Nitritos [mg/L]	ND	ND	ND
	Nitratos [mg/L]	ND	15,53 ± 2,4	ND
	Cloretos [[mg/L]]	0,525 ± 0,2 (Vn 0,5-2)	0,925 ± 0,1	0,600 ± 0,1
	Sulfato [mg/L]	110,0 ± 15,0 (Vn	105,0 ± 21,0	115,0 ± 12,0
	3Dureza total [mg	19,85 ± 1,9 (Vn 10-15)	25,35 ± 2,7	13,65 ± 3,4
	3Alcalinidade [mg	140,5 ± 33,1	178,26 ± 28,3	174,00 ± 18,0
	Amónio [mg/L]	3,5 ± 0,2	4,1 ± 0,5	2,1 ± 0,3
	Cálcio [mg/L] Cálcio	58,0 ± 2,9	90,0 ± 2,0	40,0 ± 3,0
	Magnésio [mg/L]	7,0 ± 2,0	15,0 ± 2,0	5,0 ± 2,0
	Sódio [mg/L] Sódio	106,0 ± 15,0	136,0 ± 10,0	50,0 ± 9,3
	Potássio [mg/L]	9,0 ± 1,0	11,2 ± 1,0	6,2 ± 1,0
	-1Condutividade eléctrica (CE) [µS.cm	886 ± 15,0	1082 ± 19,0	905 ± 11,0
	-1Total de sólidos dissolvidos (TDS)	618,0 ± 12,0	692,0 ± 20,0	587 ± 16,0
	pH	7,50	8,50	8,61
Estival	Nitritos [mg/L]	ND	ND	ND
	Nitratos [mg/L]	4,9 ± 2,0	11,6 ± 3,6	ND
	Cloretos [mg/L]	1,40 ± 0,1	0,60 ± 0,1	0,85 ± 0,1
	Sulfato [mg/L]	92,0 ± 10,0	100,0 ± 29,0	89,0 ± 15,0
	3Dureza total [mg	13,6 ± 2,4	16,0 ± 2,3	11,10 ± 1,8
	3Alcalinidade [mg	110,5 ± 25,6	132,5 ± 19.7	110,0 ± 22,4
	Amónio [mg/L]	2,1 ± 0,3	2,8 ± 0,1	1,9 ± 0,5
	Cálcio [mg/L] Cálcio	40,0 ± 2,5	75,0 ± 1,5	25,0 ± 1,9
	Magnésio [mg/L]	7,0 ± 0,9	11,0 ± 0,9	4,0 ± 0,9
	Sódio [mg/L] Sódio	99,0 ± 5,6	114,0 ± 5,0	87,0 ± 7,0

	Potássio [mg/L]	8,7 ± 1,0	9,1 ± 1,0	7,9 ± 1,0
	-1Condutividade eléctrica (CE) [µS.cm	1110 ± 20,0	1291 ± 15,0	998 ± 12,0
	-1Total de sólidos dissolvidos (TDS)	345,0 ± 17,0	489,0 ± 20,0	399,0 ± 22,0
	pH	6,10	6,00	7,25

ND: não detectado

Observa-se um aumento da concentração de sal na fase de inverno. Também se observam valores de pH mais elevados no inverno. Os valores de pH situam-se entre 6,50 e 8,61 upH. Em geral, todos os locais de amostragem na estação de inverno apresentaram valores de pH aceitáveis. No entanto, no verão, os sub-ecossistemas P1 e P2 apresentaram um pH ligeiramente ácido, o que pode ser devido a uma maior decomposição em consequência de importantes descargas de matéria orgânica nesse sector da bacia.

A condutividade está relacionada com o teor de iões dissolvidos, com a concentração de sólidos totais em solução e com a temperatura do meio (APHA, 1998). A variação sazonal deste parâmetro está diretamente correlacionada com a variação sazonal da temperatura, com os valores mais elevados de condutividade a ocorrerem na estação de maior temperatura. Assim, este comportamento é expetável de acordo com as diferenças de temperatura entre campanhas de amostragem, dado que se estima um aumento de 2% na condutividade com um aumento de 1ºC na temperatura da água (Barron e Ashton, 2005). O valor da CE é influenciado pela concentração e composição dos sais dissolvidos. Quanto maior for o valor da CE, maior será a salinidade presente. É importante considerar que todos os fertilizantes inorgânicos são sais e, portanto, têm um efeito direto sobre a CE. O teor de sólidos dissolvidos é também mais elevado na fase de inverno. Não foram detectados amónio, nitrito e nitrato.

7.2.2.3 Oxigénio dissolvido, carência bioquímica de oxigénio e carência química de oxigénio

O oxigénio dissolvido (OD) é um dos elementos mais importantes nos ecossistemas aquáticos, uma vez que a sua presença e concentração determinam as espécies, de acordo com a sua tolerância e gama de adaptação, estabelecendo a estrutura e o funcionamento. A baixa concentração de oxigénio dissolvido na água é geralmente uma indicação de elevada poluição orgânica.

Como se observa na Tabela 7, a concentração de OD no P2 é de 1,9±0,3 mg/L a uma temperatura da água entre 12°C e 17°C (valor normal: 11,3 mg/L - 10,3 mg/L); enquanto no verão o valor detectado é de 104,0+-28 mg/L, sendo que o valor esperado para uma temperatura da água entre 20 e 25°C seria de 9,1 mg/L - 8,3 mg/L. As concentrações de DO excedem os valores esperados neste ponto crítico, onde são recebidos efluentes urbanos carregados de resíduos orgânicos.

Quadro 7 Oxigénio dissolvido, carência bioquímica de oxigénio e carência química de oxigénio

Estação do ano		**Ponto 1**	**Ponto 2**	**Ponto 3**
inverno	**OD** (mg/L)	13,5 ± 1,7	1,9 ± 0,3	22,3 ± 8,2
	$_5$**CBO** (mg/L)	3,3 ± 0,2	-------	7,7 ± 1,5
	CQO (mg/L)	20,5 ± 2,9	41,8 ± 2,2	19,1 ± 1,7
Estival	**OD** (mg/L)	78,0 ± 15,0	104,0 ± 28,0	59,2 ± 12,8
	$_5$**CBO** (mg/L)	58,2 ± 10,1	5,6 ± 1,4	43,4 ± 11,3
	CQO (mg/L)	29,0 ± 3,2	37,8 ± 1,2	21,8 ± 1,9

Na fase de inverno, o consumo de oxigénio pelo microbiota não é detetável nas amostras obtidas. No verão, a água é hiper-oxigenada, com uma CBO típica de uma água pouco poluída. A CQO exprime uma atividade oxidativa sobre a matéria orgânica não biodegradável, com valores inferiores aos esperados. [5]Os valores de CBO e CQO não correspondem a um ponto geográfico de receção de resíduos urbanos, onde se espera encontrar cursos de água com poluição orgânica significativa.

7.2.2.4 Análise qualitativa por espetroscopia de infravermelhos

A análise qualitativa da água por espetroscopia de infravermelhos é um método rápido para determinar a presença de analitos numa matriz de água contaminada [Castillo-Bertel et al 2013]. Diferentes grupos funcionais e tipos de ligação têm diferentes frequências e intensidades de absorção. Na Tabela 8 apresentamos os sinais e espectros de valor diagnóstico correspondentes às amostras de água P1, P2 e P3 na fase de inverno e verão, respetivamente.

Tabela 8 Sinais de valor de diagnóstico observados nos espectros de infravermelhos

Atribuição	Intervalos normais (cm-1)	Observações
O-H	4000 - 3100	dominada principalmente por uma banda muito larga devida ao estiramento da ligação O-H
-CH Csp3-H	3000-2850	Corresponde ao estiramento C-H
-C=O	1800- 1500	Correspondentes aos ésteres, Amida I e Amida II
-C-CH_3 $_{22}$C-CH com CH ou CH_3	1470-1450	$_{23}$Vibração de tesoura CH e CH (estreito)
$_{33}$-CH -CH(CH)$_2$	1375	Deformação de ligações C-H em iso-grupos (médio-estreito)
$_2$-C-(CH)n-C	720-725	$_2$Balanço de cadeia de pelo menos 4 grupos CH (médio)

Estes resultados evidenciam a presença residual de moléculas orgânicas nas amostras de água testadas.

INVERNO

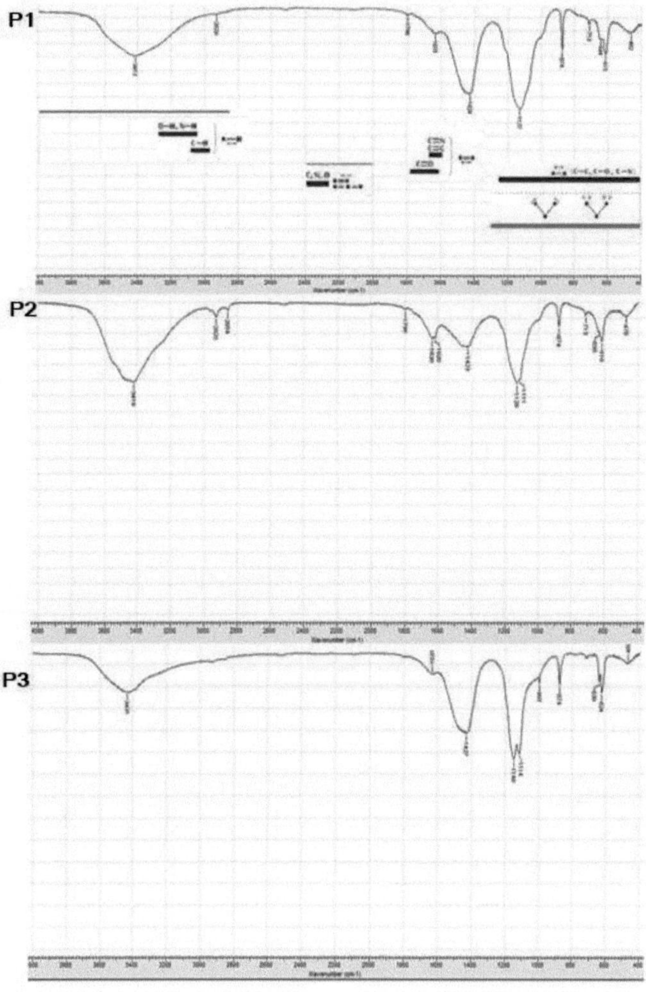

Figura 11 Espectroscopia de infravermelhos das amostras de água obtidas nos pontos de amostragem durante o inverno.

VERÃO

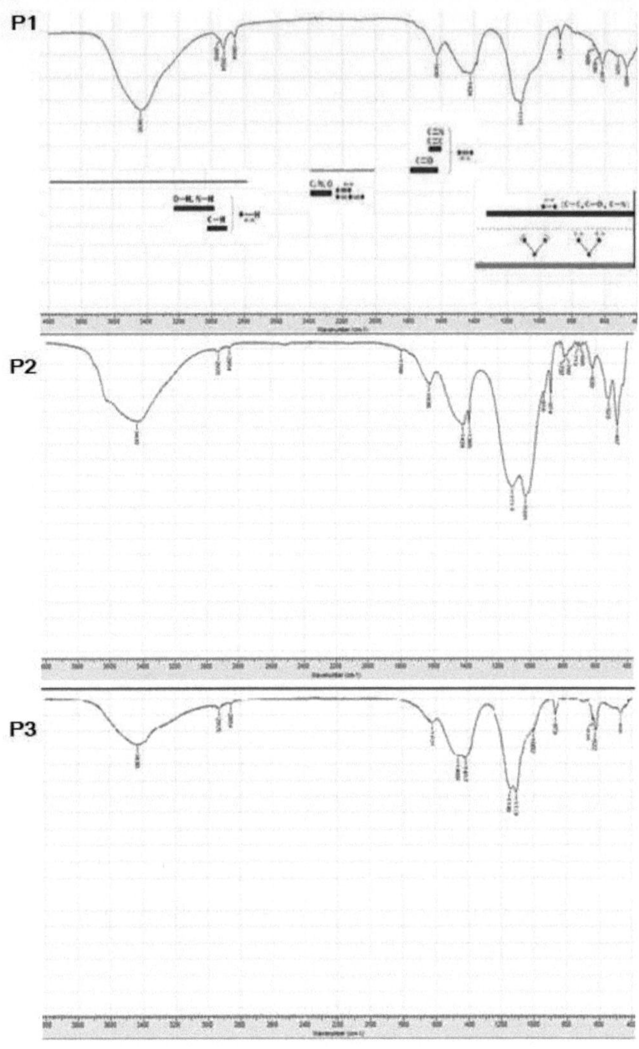

Figura 12 Espectroscopia de infravermelhos das amostras de água obtidas nos 3 pontos de amostragem na época de verão.

7.2.2.5 Análise espectrométrica **atómica**

A presença de metais pesados em P2 foi analisada por espetrometria atómica, na fase de inverno, considerada a fase com maior alteração das caraterísticas qualitativas.

Os metais pesados são geralmente encontrados como componentes naturais da crosta terrestre, sob a forma de minerais, sais ou outros compostos. Não podem ser facilmente degradados ou destruídos de forma natural ou biológica, uma vez que não têm funções metabólicas específicas para os organismos vivos (Méndez et al. 2009). Os resultados são apresentados na Tabela 9.

Quadro 9 Contaminantes inorgânicos (metais)

Metais	P2 El Bracho	
Chumbo (U/L)	2,450 ± 0,600	(VN 0,300 U/L)
Arsénio (U/L)	ND	(VN ≤ 0,010 U/L)
Cádmio (U/L)	ND	(VN ≤ 0,005 U/L)

A espetrometria de absorção atómica detectou, no caso do chumbo, valores muito superiores ao valor normal esperado. O arsénio e o cádmio não foram detectados. Podem entrar num sistema de abastecimento de água como resíduos industriais descarregados sem tratamento prévio. São subsequentemente depositados em lagos, rios e vários sistemas aquíferos (Duffus, 2002). Nas culturas, a acumulação de metais pesados resulta da sua absorção pela irrigação com água contaminada, através das raízes ou pela deposição de partículas transportadas pelo ar na folhagem (Mor e Ceylan, 2008).

7.3 DISCUSSÃO

A medicina ecológica considera o estado de saúde dos ecossistemas naturais como um fator determinante da saúde humana, pelo que avalia a interação dos ecossistemas urbanos com os ecossistemas naturais. Esta interação favorece a poluição química dos rios, produzida pelas cidades ribeirinhas, o que constitui um obstáculo importante para a sustentabilidade de um ecossistema aquático e para a saúde humana. A sustentabilidade do ecossistema natural fica comprometida quando recebe a drenagem urbana que transporta moléculas químicas biologicamente activas, na sua maioria de origem sintética, conhecidas como Poluentes Emergentes [Barceló e López 207]. Entre elas, incluem-se os princípios activos farmacêuticos [API]. Para detetar a presença de moléculas de origem farmacêutica num meio aquático contaminado com matéria orgânica e inorgânica, a farmacovigilância utiliza um quadro teórico e metodológico diferente do utilizado pela ciência farmacológica nas fases anteriores do estudo. O processo de estudo aplicado para identificar resíduos químicos farmacológicos (IFA) [Becerril 2009], nas águas superficiais de um rio, requer pensamentos e acções transversais, ligando a ciência Farmacológica à Ecologia. Trata-se de uma abordagem sistémica que se baseia na Teoria Geral dos Sistemas. A Teoria Geral dos Sistemas (TGS) permite uma visão holística dos diferentes fenómenos e processos desta realidade ecológica da poluição química. É uma ferramenta útil para a compreensão dos sistemas vivos e para a previsão de processos futuros [Bertoglio, 1993]. Permite definir e aplicar medidas preventivas para minimizar ou evitar as alterações do meio natural. A poluição química, favorecida pela interação entre ecossistemas urbanos e naturais abertos, com um fluxo bidirecional contínuo de matéria e energia entre eles, pode afetar a sua organização e equilíbrio.

Segundo o Dicionário da Real Academia Espanhola, urbano é aquilo que "pertence ou se relaciona com a cidade". Do ponto de vista ambiental, representa um espaço consumidor de energia e produtor de resíduos, que elimina os poluentes derivados do seu metabolismo endógeno. A carga poluente que entra no ecossistema natural quebra o seu equilíbrio e ativa processos internos de autorregulação para restaurar a homeostase. Esta caraterística ajuda o sistema a manter-se ao longo do tempo sem perder a sustentabilidade, que é a propriedade emergente de um sistema. A carga poluente ou carga mássica representa uma medida da massa de poluente por unidade de tempo, descarregada por um fluxo de resíduos, expressa em Kg/d, T/dia ou tonelada/ano). Num sistema de drenagem urbana, predomina a matéria orgânica, na qual se encontram as moléculas do IFA.

O estudo do estado de saúde do ecossistema recetor [Rapport et al. 1998; Rapport et al. 2000] permite detetar as alterações do ambiente natural em que entram e que lhes podem ser atribuídas. O estado de saúde de um ecossistema natural é mantido respeitando o cumprimento dos processos internos que mantêm a vida no mesmo.

Com o objetivo de determinar o estado de saúde do ecossistema natural da bacia hidrográfica do Salí Dulce, foi construído um modelo, com delimitação dentro da bacia, abrangendo uma área de 100 km, considerada como uma unidade que contém 3 sub-ecossistemas, que se encontram no mesmo nível hierárquico. Cada sub-ecossistema tem uma localização geográfica diferente: P1 pré-urbano, P2 urbano, P3 pós-urbano, o que define diferentes exposições à drenagem da cidade de San Miguel de Tucumán. Este modelo sistémico faz lembrar a estrutura da boneca russa mamushka. Os três sub-ecossistemas identificados estão unidireccionalmente relacionados por correntes de água que se movem através da bacia de P1 para P3. Os processos vitais ocorrem no interior do ecossistema de 100 km de comprimento e interagem com o sistema urbano no exterior.

Os processos internos de vida foram analisados em cada subunidade identificada. A interdependência é uma caraterística do seu comportamento, o desalinhamento de qualquer uma delas provoca o desequilíbrio do conjunto. O "*todo é mais do que a soma das suas partes*", o que permite fazer previsões sobre o estado e o comportamento. A teoria dos sistemas contém pressupostos básicos que são utilizados neste estudo: os sistemas, quando abertos, envolvem trocas constantes com o seu ambiente. Tanto os sistemas urbanos como os naturais são abertos e hierárquicos, ou seja, com níveis de organização, sendo que o sistema natural delimitado contém os subsistemas acima descritos. As funções de cada sistema dependem da sua estrutura. Isto implica que a perda de um subsistema, independentemente do seu nível hierárquico, tem consequências para os sistemas adjacentes e para o sistema hierarquicamente superior. Existem dois conceitos centrais na teoria geral dos sistemas: homeostasia e feedback. A homeostase é a capacidade de responder a variações no seu ambiente para manter constante o seu ambiente interno.

No entanto, isto não significa que o ambiente interno seja imutável, mas que flutua dentro de parâmetros seguros para o sistema. No ecossistema natural em estudo, a subunidade P2 recebe matéria orgânica, o principal poluente de entrada, e, de acordo com a sua natureza, será ou não degradada neste ambiente. Os princípios activos farmacêuticos [API], resíduos químicos de medicamentos usados, representam na sua maioria moléculas sintéticas que não são degradadas no meio natural em que entram. Estas moléculas não biodegradáveis constituem um perigo. A sua atividade biológica é capaz de gerar modificações deletérias no ecossistema natural através do impacto em diferentes níveis do biota. O biota é entendido como o conjunto de organismos vivos (procariotas e eucariotas) que ocupam um determinado local. Os processos que ocorrem no ecossistema influenciam a qualidade da água e, consequentemente, a biodiversidade. Os danos causados ao biota alteram o estado do ecossistema exposto, alterando a sua estrutura e funções. Consequentemente, não pode sustentar a vida, o que é conhecido como Síndroma de Angústia do Ecossistema. A subunidade P2 nesta investigação é a porta de entrada da carga poluente urbana no sistema hídrico delimitado. Assim, a sua avaliação expressa um estado de aflição com vitalidade comprometida e, consequentemente, sustentabilidade. O estado de saúde de P2, comparado com o estado de saúde das outras subunidades pertencentes ao mesmo nível hierárquico, é mais comprometido. A localização geográfica com maior exposição à drenagem urbana permite-nos inferir que as modificações detectadas neste ponto seriam a expressão do impacto ambiental produzido pela receção desta carga. Para chegar a esta conclusão, foi analisado o estado de saúde de cada uma das subunidades, que se expressa no cumprimento dos processos internos. O estudo dos processos internos permite-nos compreender a interação permanente entre os componentes bióticos e abióticos, de modo a favorecer o fluxo contínuo de matéria e energia, necessário à manutenção da vida. O paradigma biocêntrico da abordagem eco-sistémica, centrado na sustentabilidade e na biodiversidade, considera a qualidade da água como a capacidade de manter a vida no ecossistema aquático. Esta qualidade depende da concentração de oxigénio dissolvido na água e das suas variações. As variações locais do oxigénio dissolvido expressam a capacidade de auto-purificação de cada subunidade através de processos metabólicos oxidativos internos. No P2, a concentração de oxigénio dissolvido na água não corresponde ao esperado para um ponto geográfico de receção de carga poluente orgânica, ou seja, baixas concentrações de oxigénio na água, produzidas pelo metabolismo aeróbio do microbiota (Figura 6 sac curve). Nas amostras da primeira amostragem, nas fases de inverno e de verão, verifica-se uma hiper-oxigenação da água, que aumenta no verão. Na segunda amostragem, na fase de inverno do ano seguinte, a hiper-oxigenação é substituída por um estado de hipoxia grave incompatível com a vida, sem CBO detetável. Se o oxigénio é o elemento vital de um ecossistema aquático, estas variações anormais de concentração nas amostras obtidas indicam a funcionalidade interna. No ponto geográfico em estudo, elas estão modificadas, pois não se percebe a biodegradação oxidativa, um processo metabólico aeróbico que gera uma diminuição de oxigénio na água, provocada pelos microrganismos decompositores (Figura 6 curva sac). Por outras palavras, transformam a matéria orgânica em matéria inorgânica (processo de mineralização), que serve de nutriente para os microrganismos produtores e para as plantas.

Estes, por sua vez, transformam a energia luminosa em energia química, todo um ciclo de vida interno de um ecossistema, que é alterado quando a biodegradação é modificada. A hiperoxigenação pode ser o resultado da intervenção humana na estação de tratamento de águas residuais, localizada nas proximidades do ponto geográfico em estudo, que tenta atenuar os estados crónicos de anoxia que geram metabolismo anaeróbio e putrefação local. Trata-se de um ecossistema danificado, que a intervenção humana procura compensar. A subunidade P2 é um sub-ecossistema insalubre, incapaz de sustentar a vida em todas as suas manifestações; as concentrações de oxigénio encontradas permitiram deduzir que a auto-purificação biológica não é cumprida. Assim, a carga orgânica biodegradável torna-se um poluente do ecossistema recetor. A população microbiana das amostras de água obtidas no ponto geográfico em estudo mostrou uma atividade que não pôde ser registada em termos de CBO. $_5$Tratando-se de um recetor de drenagem urbana com uma carga orgânica elevada, espera-se que os valores de CBO exprimam um consumo importante de oxigénio, caraterístico de um metabolismo microbiano aeróbio.

$_5$A CBO , não detetável nas amostras P2 durante a fase de inverno, *define a suspeita da presença de substâncias tóxicas*, com um impacto deletério de largo espetro sobre a população microbiana. $_5$As amostras P2 na fase de verão mostram uma atividade microbiana que se mantém deprimida e os valores de CBO obtidos corresponderiam a cursos de água não contaminados com matéria orgânica. Esta situação é contrária à do ponto de receção da drenagem urbana, o que confirma o estado funcional comprometido da população microbiana. Os factores climáticos influenciam o funcionamento da subunidade (ecossistema delimitado), que apresenta variações sazonais. Durante o inverno, a pluviosidade é escassa, para além do aumento da atividade agroindustrial local com a descarga de resíduos agro-químicos na bacia. $_5$O baixo caudal favorece a poluição da água por resíduos urbanos, o que explicaria os resultados de CBO nas amostras obtidas durante o inverno. A agressão química é um dos factores que pode modificar a atividade microbiana. $_5$Os valores de CBO obtidos permitem-nos concluir que existe um Impacto Ambiental ou Pegada Ambiental relacionado com a carga de massa urbana, constituída por matéria orgânica biodegradável, matéria orgânica não biodegradável e matéria inorgânica. Nas amostras estudadas, a matéria inorgânica foi detectada devido à presença de Pb e outros metais, que se movimentam num meio com $pH>7$. A alcalinização da água foi determinada durante o período de inverno, típica de contaminação orgânica; factores também indicativos de microbiota danificada. De acordo com o que foi analisado, o *bioensaio*, para além de ser um *indicador de contaminação* por matéria orgânica na água, é um *indicador da atividade da população microbiana* presente nas amostras estudadas, o que nos permite conhecer a interação entre os componentes bióticos/abióticos do ecossistema. A multicausalidade, caraterística do pensamento complexo, é uma parte fundamental da abordagem sistémica. Em contrapartida, o raciocínio científico positivista considera a multicausalidade uma limitação, porque procura estabelecer relações lineares de causa-efeito. Os resultados de CQO, nas amostras P2, indicam a presença de moléculas não biodegradáveis no ambiente considerado e, juntamente com matéria inorgânica, poderiam ser co-responsáveis pelo efeito biocida sobre a microbiota. Não foi possível estabelecer uma relação CBO/COD, útil para estudar a composição da carga orgânica biodegradável/não biodegradável. Entre a matéria não biodegradável encontram-se moléculas de poluentes emergentes de origem urbana, com potenciais efeitos nocivos para o biota do ecossistema. Os biocidas são adicionados a muitos bens de consumo para impedir o crescimento de microrganismos [Barceló e Petrovic 2007]. São utilizados como desinfectantes, anti-sépticos, herbicidas, insecticidas, cosméticos e antibióticos. Os biocidas em contacto com a microbiota podem induzir lise e também resistência às substâncias com as quais interagem, determinando a sobrevivência selectiva de bactérias resistentes [Dang et al. 2007]. A literatura científica, referente à farmaco-ecovigilância, relatou a presença de biocidas em águas residuais urbanas antes de entrar e sair das Estações de Tratamento de Esgotos. A população microbiana danificada destas estações representa uma fraqueza da barreira protetora do ambiente natural [Lindström, A 2002].

Existem agentes químicos, de uso terapêutico, como os antibióticos, que exercem acções biocidas. No rio Suquía, na Argentina, foi detetada a presença de antibióticos identificados como pertencentes ao grupo das quinolonas [Valdez et al 2014]. Este trabalho acrescenta provas da presença de antibióticos em cursos de água doce em diferentes países do mundo. Estes compostos permanecem na água ou precipitam, sendo depositados nas lamas dos ecossistemas com potencial de bioacumulação e biomagnificação. A presença de biocidas na água de drenagem urbana da cidade de San Miguel de Tucumán poderia explicar os valores de CBO obtidos. Para o efeito, foi necessário procurar e identificar este tipo de moléculas nas águas residuais urbanas, antes de entrarem e saírem das estações de tratamento. A investigação incluiu as águas superficiais e também os locais de deposição acima mencionados na bacia. A pesquisa foi orientada para os antibióticos mais utilizados pela população de San Miguel de Tucumán. Este objetivo exigiu que os pontos de pesquisa fossem precisos, tendo em conta o estado do ecossistema em que as moléculas se encontram e o potencial comportamento cinético que terão. O papel das estações de tratamento de águas residuais é fundamental para evitar a entrada de poluentes emergentes no ambiente natural [Gil 2012; Rivera-Utrilla, 2013; Delgado 2011]. Vários estudos relataram as limitações das ETARs que dependem de tratamentos convencionais para remover poluentes. Para além disso, os poluentes químicos podem alterar os processos de biodegradação que ocorrem nas mesmas, com prejuízo para os procedimentos utilizados para degradar o material recebido. Por esta razão, a contaminação das águas de drenagem aumenta [Kolpin 2002; Ratola 2012)]. Uma caraterística da visão sistémica holística é a possibilidade de detetar diferentes problemas, que têm impacto no problema em estudo e também de compreender as relações do sistema e do seu contexto. Neste caso, o importante papel das ETARs na preservação da saúde do ambiente natural. Os danos ambientais causados pela carga urbana dependem do volume dessa carga e de seu conteúdo, caraterísticas intimamente relacionadas a aspectos culturais da população que a descarta e ao bom funcionamento das estações de tratamento de esgoto urbano. Os danos observados na microbiota do ecossistema natural em estudo permitem deduzir que os microrganismos da estação de tratamento de águas residuais também são afectados. De acordo com os critérios de Rapport aplicados em P2, o vigor foi perdido porque está estrutural e funcionalmente alterado; os seus mecanismos homeostáticos não funcionam. É um ambiente poluído onde a vida não é viável, perde a capacidade de prestar serviços com os seus recursos e torna-se um Ponto Vermelho de poluição ambiental, pondo em perigo a saúde das populações circundantes. Com base nos nossos resultados, os esgotos da cidade de San Miguel de Tucumán representam uma ameaça para a sustentabilidade do sub-ecossistema em contacto direto com eles. Essa premissa exige o desenho de estratégias para preservar a saúde do ecossistema que os contém. A cidade de San Miguel de Tucumán não é abastecida com água do subsistema em estudo. No entanto, cabe destacar que ao redor desse ponto vermelho de contaminação existem assentamentos humanos de acentuada precariedade, cujos habitantes o utilizam como fonte de recursos e, ao mesmo tempo, lançam seus resíduos nesse ecossistema, situação que endossa os conceitos da OMS, que identifica a pobreza como a principal causa de risco à saúde humana. O estado de insalubridade do sub-ecossistema estudado mostra a relação de dois ecossistemas urbano-naturais, que ao interagirem permitem o movimento de moléculas químicas de forma bidirecional. O estado do sub-ecossistema P2 mostra que a cidade de San Miguel de Tucumán polui e danifica o ambiente natural com seus resíduos. Uma cidade sustentável não polui, nem compromete a qualidade de um recurso vital como a água.

Uma cidade sustentável oferece qualidade de vida aos seus habitantes, sem colocar os recursos em risco, pois respeita o bem-estar das gerações futuras e busca a justiça social. Um dos 17 Objectivos de Desenvolvimento Sustentável das Nações Unidas é tornar as cidades e as comunidades sustentáveis. Nesta perspetiva, reconhece-se que os ecossistemas urbanos são actores de relações complexas, que obedecem a fenómenos físicos e biológicos e que actuam de forma transversal com a sociologia, a antropologia, a economia e a história [Cronon 1992; Pickett et al, 1997]. O contexto urbano numa perspetiva ambiental exige a compreensão da dinâmica de um sistema complexo e das suas relações com os hábitos culturais, onde o processo humano de adaptação à cidade deve manter o equilíbrio com o ecossistema natural. No que diz respeito aos IFA, os interesses económicos e culturais favorecem a medicalização da vida e, por conseguinte, o aumento da produção de resíduos farmacológicos. Estas diferenças culturais explicam as alterações qualitativas e quantitativas da quantidade de resíduos de medicamentos que uma cidade pode eliminar, afastando-a dos ideais de eco-cidade. A contaminação que a carga de massa da cidade de San Miguel de Tucumán produz na subunidade P2 é confirmada pela comparação do seu estado de saúde com o da subunidade P1, que não está exposta a essa carga. As diferenças detectadas correspondem a estudos organolépticos e físico-químicos das amostras de água obtidas em ambos os pontos, e ratificam o impacto ambiental produzido pela carga poluente urbana. [5]No P1 Pré-urbano e no P3 Pós-urbano, as concentrações de oxigénio dissolvido são compatíveis com o desenvolvimento da vida no ecossistema, mas os baixos valores de DBO são evidências de disfunção da microbiota sobre a matéria orgânica, de modo que a capacidade de autodepuração de ambos os pontos geográficos também está comprometida. A descrição acima permite prever que a vitalidade do ecossistema delimitado num raio de

100 km está comprometida; não consegue libertar-se da matéria orgânica biodegradável que actua como poluente, devido à atividade deficiente da microbiota do sistema. Este estado de contaminação com matéria orgânica biodegradável dificulta o acesso às moléculas de IFA, pelo que P2 é excluído para a sua procura, concentrando esta atividade em P3. A espetroscopia de infravermelhos surgiu como uma ferramenta física qualitativa para detetar os factores responsáveis pelos danos na microbiota, porque são as moléculas orgânicas não biodegradáveis e persistentes. Há um historial de utilização da espetroscopia de infravermelhos no estudo da contaminação da água dos rios por herbicidas [Somsen et al 1996]. Esta técnica é utilizada para identificar os IFA, que podem estar presentes na água, nas lamas ou no biota do ecossistema e que representam o maior perigo da poluição química urbana, para o ecossistema e para a saúde humana [Gil et al. 2012].

A espetroscopia de infravermelhos actua como complemento dos estudos anteriores, enquanto que os referidos estudos dão uma visão setorial, a espetroscopia dá uma visão holística do sistema. Assim, com a referida técnica, detectam-se grupos químicos típicos de moléculas orgânicas que se mobilizam ao longo do sistema delimitado (subunidades P1-P2 P3), sendo de possível origem agroindustrial e urbana. Os estudos físico-químicos do ecossistema delimitado em 100 km mostram variações sazonais e espaciais na qualidade da água em cada subunidade estudada, o que nos permitiu identificar um ponto vermelho de contaminação dentro do ecossistema, que coincide com a localização geográfica da cidade de San Miguel de Tucumán. A visão holística conseguida com a espetroscopia detecta a presença de moléculas orgânicas que deslizam por todos os sistemas, sem variações geográficas ou sazonais. Trata-se de uma situação de alerta para a sustentabilidade do sistema e de uma ameaça potencial que permite prever o movimento destas moléculas no meio aquático (efeito de rede); transformando um problema de contaminação local num problema de contaminação regional. As provas recolhidas definem um comportamento ubíquo das moléculas, o que significa que podem estar presentes em muitos locais do ecossistema, permanecer na componente abiótica, deslocar-se para outras localizações geográficas ou ter impacto em diferentes níveis da componente biótica. Em suma, existe o perigo de entrada nos espaços urbanos, com a água e também com os alimentos. As pesquisas referidas à Farm-ecovigilance que endossam como base científica o objetivo desta Tese de Doutoramento enfatizam as concentrações, medidas em microgramas, de IFA encontradas na água num ecossistema natural. Este conceito minimiza a ameaça que representa a sua simples presença, minimiza os efeitos que podem produzir. Para além disso, a sua entrada contínua permite compreender as variações temporais, mesmo no espaço de 24 horas. A ameaça de um ciclo vicioso de reentrada nas populações humanas está presente, podendo ser responsáveis por efeitos a curto, médio e longo prazo em populações vulneráveis, o que coloca uma situação de incerteza [Quesada, 2009]. Neste estudo, as moléculas de hidrocarbonetos foram detectadas na água. A estrutura das suas moléculas vai desde as mais simples, representadas pelo metano, até às de maior complexidade, representadas pelos hidrocarbonetos aromáticos policíclicos. As moléculas orgânicas detectadas seriam objeto de futuros estudos de farmacovigilância para as identificar por HPLC acoplada à espetrometria de massa. Esta metodologia permitiria a identificação da matéria orgânica circulante e, com estes espectros de fármacos, deveríamos construir um banco de referência para identificar os analitos. Este banco é alimentado com informações obtidas a partir de estudos de utilização de medicamentos, que fornecem informações sobre os medicamentos mais utilizados. O

Guia Geral do Meio Ambiente de 1996, aprovado pela Secretaria dos Recursos Naturais e Humanos da República Argentina, estabelece que o estudo de impacto ambiental (EIA) deve incluir um plano de monitorização, e as actividades de vigilância farmacoecológica respondem a este pedido. O plano de monitorização da farmacovigilância define um trabalho integrado porque se baseia na informação produzida na fase farmacoepidemiológica e na fase pré-clínica. A fase pré-clínica fornece orientações sobre o comportamento do medicamento no ambiente natural, por exemplo, os índices de toxicidade (que servem de referência para avaliar as concentrações detectadas no ambiente em estudo). A informação fornecida pelos estudos fármaco-epidemiológicos e pelos estudos pré-clínicos permite identificar os fármacos que apresentam maior risco para o ecossistema natural. Nesta base, regular a sua utilização na população e efetuar controlos. Devido às suas caraterísticas químicas, os medicamentos lipossolúveis representam uma ameaça de deposição em diferentes níveis hierárquicos do biota.

Por bio-acumulação, entram na cadeia alimentar, com o perigo de bio-magnificação. O conhecimento da toxicidade ambiental dos medicamentos, com um perfil farmacológico e um comportamento cinético potencial de cada medicamento em função da sua solubilidade lipídica ou aquosa, permite conceber acções de farmacovigilância e medidas de prevenção durante a fase epidemiológica. Além disso, promover a utilização racional do medicamento em causa e orientar a pesquisa quando estas moléculas são encontradas no ambiente. A construção de um Plano de Monitorização de Farmacoecovigilância mostra o valor do pensamento sistémico na gestão. Permite a articulação de áreas da ciência farmacológica numa unidade com partes interactivas e interdependentes. A investigação de farmacovigilância num ecossistema aquático permite obter novos contributos relacionados com a nocividade de um medicamento. Quando entra no ecossistema natural, comporta-se como um poluente, tóxico para os seres humanos.

A ameaça de reentrada de moléculas com água ou alimentos na população humana ribeirinha é uma exposição inadvertida que mobiliza a Medicina Ecológica. A resposta aos agentes ambientais é variável, com grupos etários mais susceptíveis e vulneráveis do que outros. Os países industrializados atribuem 25-33% das doenças a factores ambientais, sendo os grupos mais vulneráveis as crianças e as mulheres grávidas expostas diariamente. Além disso, o feto está exposto a outras substâncias já armazenadas nos tecidos maternos e a exposição crónica é mais preocupante do que a exposição aguda. No entanto, o impacto dos FPIs no ambiente é pouco estudado. A toxicidade dos medicamentos para o feto tem consequências diferentes, consoante o tempo de exposição. Podem distinguir-se quatro períodos principais: as primeiras 2 semanas, o período de organogénese, o período de crescimento e diferenciação e o período anteparto. Para além dos efeitos teratogénicos, existem perturbações funcionais, bioquímicas ou histológicas, reversíveis ou permanentes, que geralmente não são acompanhadas de alterações morfológicas macroscópicas. Estas alterações funcionais podem ser muito mais graves do que as malformações anatómicas. Por exemplo, a surdez ou as perturbações mentais são muito mais graves do que um lábio leporino. Os API poluentes emergentes, mesmo em concentrações muito baixas, podem atuar como desreguladores endócrinos e alterar o equilíbrio do organismo através de disfunções endócrinas. Estudos em animais demonstraram mecanismos que influenciam o sistema hormonal. Estas substâncias podem imitar total ou parcialmente as hormonas naturais, por exemplo, os estrogénios, os androgénios e as hormonas da tiroide. Modificam a comunicação intercelular e actuam como agonistas ou antagonistas de um recetor específico. O impacto destes poluentes foi constatado tendo em conta a) os efeitos dramáticos observados nos animais selvagens e nos seus ecossistemas b) o aumento da incidência de certas doenças humanas relacionadas com perturbações endócrinas c) as alterações produzidas em animais experimentais quando testados com poluentes isolados do ambiente que rodeia as espécies em causa. Segundo a OMS, os desreguladores endócrinos são de natureza química, incluindo os poluentes orgânicos persistentes, os pesticidas, os princípios activos dos produtos farmacêuticos, os aditivos, os produtos de higiene pessoal, os cosméticos, etc. A exposição inadvertida a estas moléculas justifica acções de proteção contínuas que devem fazer parte dos programas de saúde. Além disso, os contaminantes químicos podem produzir efeitos epigenéticos devido à modificação da expressão genética, sem alterar o código do ADN. As marcas são produzidas na cromatina e podem ser transmitidas às gerações seguintes. Os grupos farmacológicos cujos resíduos são mais preocupantes são os antibióticos, os antiparasitários, os antifúngicos devido à sua utilização crescente, os antineoplásicos e todos os que têm uma elevada persistência no ambiente. A gestão da saúde pública requer uma logística verde, com o objetivo de "*enfrentar o desafio da redução das emissões*" e a monitorização do ambiente, como macro-estratégia a desenvolver. Representa o conjunto de iniciativas destinadas a analisar e a reduzir o impacto negativo dos produtos farmacêuticos no ambiente [Petrovic et al. 2003]. A logística verde abre espaços de saúde, departamentos técnico-científicos, controlo, auditoria e ensino nos domínios da utilização dos medicamentos. Exige um novo perfil de profissional de saúde que integre a investigação, o ensino e a auditoria como formação pós-graduada para farmacêuticos, enfermeiros, médicos e dentistas. A responsabilidade das instituições de ensino universitário de incluir nas suas ofertas programas de formação de profissionais de saúde capacitados para trabalhar num novo cenário de trabalho aumenta nas zonas urbanas com maior densidade populacional, com predominância de idosos, que são importantes consumidores de medicamentos. Uma gestão da saúde que responda à logística verde, tem hospitais, fontes de poluição urbana com um perfil dos chamados hospitais verdes, que procuram reduzir continuamente o seu impacte ambiental e eliminar a sua contribuição para o peso da doença. Reconhece a relação entre a saúde humana e o ambiente e demonstra-o através da sua gestão, estratégia e operações. Estabelece a ligação entre as necessidades locais e a ação ambiental e exerce a prevenção primária, participando ativamente em iniciativas destinadas a promover a saúde ambiental da comunidade, a equidade na saúde e uma economia verde. As actividades educativas destinadas a promover a utilização racional dos medicamentos fazem parte da gestão da saúde com logística verde e representam uma estratégia fundamental para reduzir as emissões. A intervenção educativa deve ser realizada no sistema de saúde, na estrutura conhecida como cadeia do medicamento. Estas acções envolvem vários actores: a indústria farmacêutica, os profissionais de saúde e a população utilizadora. O objetivo geral é promover o desenvolvimento de processos eco-eficientes para alcançar resultados terapeuticamente eficazes ao menor custo ambiental, minimizando a pegada ambiental de origem farmacológica. As novas abordagens em Saúde Pública devem controlar a indústria farmacêutica, obrigando-a a uma produção sustentável com uma geração mínima de resíduos e emissões poluentes [Agenda 2030 para o Desenvolvimento Sustentável]. A indústria farmacêutica deve fornecer informações obtidas na fase pré-clínica e referentes à nocividade do medicamento no ecossistema natural. Deve também assumir a responsabilidade de fechar o ciclo de vida do princípio ativo do medicamento (do berço ao túmulo), aplicando a logística inversa, que envolve processos eficientes de planeamento, implementação e controlo para garantir uma eliminação adequada. A farmacoecovigilância mostra que é necessário desenvolver a gestão da saúde pública em ambientes hospitalares e extra-hospitalares, para educar e controlar. A falta de eficácia das moléculas orgânicas não biodegradáveis nas estações de tratamento de águas residuais exige a implementação de procedimentos eficazes para o tratamento de águas residuais. 24322432A remoção de sete antibióticos carbadox, trimetoprim e 5 classes de sulfonamidas foi estudada com tratamentos físico-químicos utilizando polímeros com sulfato de alumínio (Al (SO) -14H O) e sulfato férrico (Fe (SO) -4H O). Huerta-Fontela et al. (2011) estudaram a remoção de 35 fármacos e hormonas utilizando um processo de coagulação/floculação seguido de filtração em areia. Há também estudos que utilizaram outros adsorventes, como zeólitas ou nanotubos de carbono, bagaço de cana de açúcar, cascas de cacau, entre outros [Prado 2010]; [Acero 2012]. As tecnologias de membranas [Tambosi, 2010], a nanofiltração (NF) e a osmose inversa (OR) [Kimura 2004] também têm sido utilizadas para a remoção de poluentes emergentes, as quais têm sido eficazes para alguns micropoluentes resistentes aos métodos convencionais. Outro processo utilizado para a remoção de poluentes emergentes é a ozonização [Gogate and Pandit 2004; Broséus et al. 2009; Rivas et al. 2012; Rosal et al. 2010], devido ao seu elevado potencial de oxidação, ou a utilização de tecnologias híbridas, como os biorreactores de membrana (MBR). Há também exemplos de processos combinados como métodos de eliminação [Patiño et al. 2014]. Existe um quadro jurídico que mobiliza as acções de Saúde Pública: o Princípio da Precaução. Trata-se de um conceito que apoia a adoção de medidas de proteção quando existem suspeitas bem fundamentadas de uma ameaça para o ambiente e que colocam em risco a saúde pública. Por exemplo, a presença de APIs na água dos rios exige que se actue mesmo numa situação de incerteza científica e que se tomem medidas adequadas para evitar danos. Este princípio estabeleceu-se como um elemento na esfera política e jurídica em muitos países e especialmente a nível europeu e internacional. O princípio representa um instrumento valioso na definição de um novo paradigma para as políticas públicas exigido pelos desafios actuais e futuros. A monitorização da farmacovigilância contribui para a estabilidade dos ecossistemas e, ao monitorizar o estado de um ecossistema, define a prevenção na saúde humana, com base numa cultura de desenvolvimento sustentável [Delgado de Bravo 1996]. A deteção da presença de moléculas orgânicas persistentes nas águas das bacias hidrográficas representa a primeira etapa dos controlos de farmacovigilância para identificar os princípios farmacêuticos activos.

Os nossos resultados são inovadores e constituem um contributo importante para os cuidados de saúde ambiental com relevância direta para a saúde pública.

7.4 Bibliografia

Acero J., Benitez F.J., Real FJ., Teva F. (2012). Acoplamento de processos de adsorção, coagulação e ultrafiltração para a remoção de contaminantes emergentes em um efluente secundário. Chemical Engineering Journal. 210, 1-8

Agenda 2030 para o Desenvolvimento Sustentável.

APHA, 1998. Standard Methods for Examination of Water and Wastewater. Clesceri L. S., Greenberg A. E. e Eaton A.D (Eds.). American Public Health Association - American Water Works Association - Water Pollution Control Federation, Maryland.

Barceló D. e López, M. J. Contaminação e qualidade química da água: o problema dos poluentes emergentes. In: Painel Científico-Técnico de acompanhamento da política de águas. Instituto de Investigaciones Químicas y Ambientales-CSIC. 2007. Barcelona.

Barceló D., Petrovic M. (2007). Pharmaceuticals and personal care products (PPCPs) in the environment: Analytical and Bioanalytical Chemistry, 387, 1141- 1142.

Barron J., Ashton C., 2005. O Efeito da Temperatura na Medição da Condutividade. Um documento técnico da Reagecon

Becerril J. (2009). Contaminantes emergentes na água. In: Revista Digital Universitaria 10 (8), 1-7.

Beltran, Luis. Turbidez, floculação e sedimentação da água. 12 de dezembro de 2011. http://procesosdeclarificaciondelagua.blogspot.com/ (último acesso em 06 de outubro de 2018).

Broséus R., Vincent S., Aboulfadl K., Daneshva A., Sauvé S., Barbeau B., Prévost M. (2009). Oxidação por ozono de produtos farmacêuticos, desreguladores endócrinos e pesticidas durante o tratamento de água potável. Water Res. 43, 4707-4717.

Cronon W. (1992). Nature's Metropolis: Chicago and the Great West. WW Norton and Company. Nova Iorque-Londres

Dang H., Zhang X., Song L., Chang Y., Yang G. (2007). Determinação molecular de bactérias resistentes à oxitetraciclina e dos seus genes de resistência em ambientes de maricultura da China. Journal of applied microbiology. 103(6), 2580-2592.

Delgado de Bravo MT, (1996). Meio ambiente e qualidade de vida. Uma resposta aos problemas da metrópole latino-americana. Buenos Aires. VI Encontro de Geógrafos Latino-Americanos.

Delgado, S. Avaliação de potenciais tecnologias para a redução da poluição da água nas Ilhas Canárias (tecnoagua). Projeto Universidade de La Laguna, 2011

Gil M.J., Soto A.M., Usma J.I. e Gutiérrez O.D. (2012). Contaminantes emergentes na água, efeitos e possíveis tratamentos. Produção mais limpa 7, 52-73.

Gogate, P. e Pandit, A. (2004). A review of imperative technologies for wastewater treatment I: oxidation technologies at ambient conditions. Avanços na investigação ambiental. 8, 501-551.

González-Pleiter, M., Cirés, S., Hurtado-Gallego, J., Leganés, F., Fernández-Piñas, F., Velázquez, D. 2019. Avaliação ecotoxicológica de antibióticos em água doce usando cianobactérias. Em: Mishra, A.K., Tiwari, D.N., Rai, A.N. (eds.), Cyanobacteria, pp. 399-417. Academic Press, Índia.

Grenni, P., Ancona, V., Caracciolo, A.B. 2018. Efeitos ecológicos dos antibióticos nos ecossistemas naturais: Uma revisão. Microchemical Journal 136:25-39.

Huerta Fontela M., Galceran MT., Ventura F. (2011). Ocorrência e remoção de fármacos e hormonas através do tratamento de água potável. Water Res 45(3), 1432-42.

Kimura K, Toshima S, Amy G, Watanabe Y. (2004). Rejeição de compostos desreguladores endócrinos neutros (EDCs) e compostos farmacêuticos activos (PhACs) por membranas RO. J Membr Sci. 245(1), 71-8.

Kolpin D, Furlong ET, Meyer MT, Thurman EM, Zaugg SD, Barber LB, Buxton HT (2002). Pharmaceuticals, Hormones, and other Organic Wastewater 72 Contaminants in U.S. streams, 1999-2000: A national reconnaissance. Environ. Sci. Technol. 36, 1202-1211.

Kovalakova, P., Cizmas, L., McDonald, T.J., Marsalek, B., Feng, M., Sharma, V.K. 2020. Ocorrência e toxicidade de antibióticos no ambiente aquático: uma revisão. Chemosphere 126351.

Larsson, D.J. 2014. Antibióticos no meio ambiente. Jornal de Ciências Médicas de Upsala 119(2):108-112.

Lindström A., Buerge I., Poiger T., Anders Bergqvist P., Muller M., Buser H. (2002). Ocorrência e comportamento ambiental do bactericida triclosan e do seu derivado metílico em águas superficiais e em águas residuais. In: Environmental science & technology 36 (1), 2322-2329.

Patiño Y., Díaz E., Ordóñez S. (2014). Micropoluentes emergentes na água: tipos e sistemas de tratamento. Avanços em Ciência e Engenharia 5, 1-20.

Petrovic M; González S. e Barceló D. (2003). Análise e remoção de contaminantes emergentes em águas residuais e água potável. Tendências em Química Analítica 22, 685-696.

Pichett ST, Burch WR, Dalton SE, Foresman TW, Grove JM, Rowntree R (1997). Um quadro concetual para o estudo dos ecossistemas humanos nas áreas urbanas. Urban Ecosystems 1, 185-199.

Prados, G. Tratamento de águas para a remoção de antibióticos e nitroimidazóis por adsorção em carvão ativado e tecnologias avançadas de oxidação. 2010. Tese, Departamento de Química Inorgânica, Universidade de Granada, Espanha.

Quesada I, Jáuregui UJ, Wilhelm AM, Delmas H (2009). Contaminação da água com produtos farmacêuticos. Estratégias para enfrentar o problema. Revista CENIC Ciencias Biológicas 40, 173-179.

Rapport D.J., Costanza R., McMichael A.J. (1998). Avaliar a saúde do ecossistema. Trends in ecology & evolution 13(10), 397-402.

Rapport D., Hildén M., Weppling K. (2000). Restabelecer a saúde dos ecossistemas da Terra: Um novo desafio para as ciências da terra. Episódios, 23(1), 12-19.

Ratola N., Cincinelli A., Alves A., Katsoyiannis A., (2012). Ocorrência de microcontaminantes orgânicos no processo de tratamento de águas residuais. Uma mini revisão. J. Hazard. Mater 239- 240, 1-18.

Rivas, F.J.; Beltrán, F.J. e Encinas, A. (2012). Remoção de contaminantes emergentes: Integrações de ozono e fotocatálise. J. Environ. Manag. 100, 10-15.

Rivera-Utrilla J., Sánchez-Polo M., Ferro-García M.A., Prados-Joya G., Ocampo-Pérez R. (2013). Os produtos farmacêuticos como contaminantes emergentes e sua remoção da água. A review. Chemosphere 93, 1268-1287.

Rosal R., Rodriguez A., Perdigón Melón JA., Petre A., García Calvo E., Gomez J., Aguera A., fernandez Alba AR. (2010). Ocorrência de poluentes emergentes em águas residuais urbanas e sua remoção através de tratamento biológico seguido de ozonização. Water Research 44 (2), 578-588.

Somsen G., Jagt T., Velthorst N., Brinkman U. (1996). Identificação de hervicidas na água do rio utilizando o enriquecimento de traços em linha combinado com cromatografia líquida em coluna - espetrometria de infravermelhos com transformada de Fourier. J. Chromatogr. A 756, 145-157.

Tambosi JL., de Sena RF., Favier M., Gebhardt W., Jose HJ., Schroder F., Muniz Moreira RF. (2010). Remoção de compostos farmacêuticos em biorreatores de membrana (MBR) aplicando membranas submersas. In: Desalination. 261, 148-156.

Valdés ME, Amé MV, Bistoni MDLA, Wunderlin DA (2014). Ocorrência e bioacumulação de produtos farmacêuticos em uma espécie de peixe que habita a bacia do rio Suquía (Córdoba, Argentina). Sci Total Environ. 472, 389-396.

Capítulo 8

Conclusões

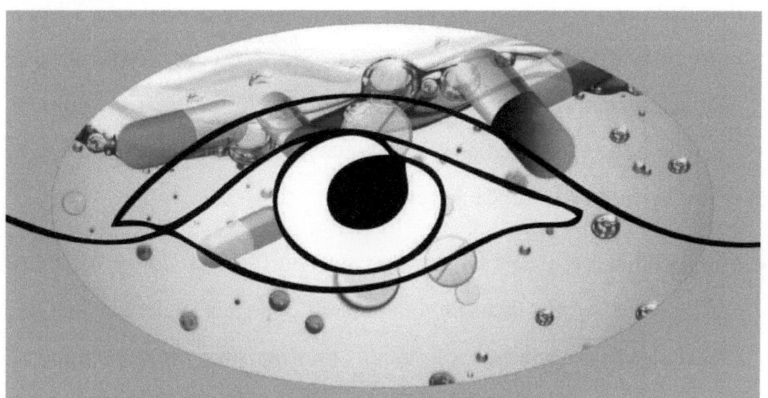

8.1 Conclusões
8.2 Contribuições e Projecções
8.3 Glossário ecológico

8.1 CONCLUSÕES

- A diminuição e perda da capacidade de auto-purificação biológica detectada no eco-sistema delimitado em 100 km, pertencente à bacia hidrográfica do Salí Dulce e a presença de moléculas orgânicas que nele se movem, representam um alerta que torna necessário continuar o estudo deste eco-sistema, com uma função transcendental para a vida desta região da República Argentina.

- O microbiota é essencial para a auto-purificação do ecossistema aquático, mas vários factores podem danificá-lo, actuando em sinergia. Os estudos físico-químicos efectuados mostram uma variação temporal e espacial do estado do microbiota nos 100 km estudados.
- O sub-ecossistema em contacto direto com a drenagem urbana é o mais afetado, tendo perdido a sua capacidade de auto-purificação biológica. Nos restantes ecossistemas delimitados, a auto-purificação biológica está também comprometida, o que expressa um estado de stress que afecta a sustentabilidade.
- Um problema de saúde local de poluição química proveniente de esgotos urbanos tornou-se um problema regional, com o perigo de efeitos adversos locais e em rede.
- A sensibilidade de técnicas como a espetroscopia de infravermelhos com transformada de Fourier e a espetrometria atómica confirmaram a presença no sistema em estudo de compostos químicos inorgânicos (Pb) e de compostos químicos orgânicos potencialmente nocivos para o ecossistema, cuja identificação está em curso.
- Perante as limitações dos métodos convencionais utilizados nas estações de tratamento de águas residuais urbanas e nas estações de depuração de águas, outras estratégias como a regulamentação dos medicamentos nocivos para o ambiente, a educação para promover a

utilização racional e o controlo com programas de monitorização contínua tornam-se relevantes face ao problema da contaminação do ambiente por medicamentos.

- A abordagem sistémica utilizada para conceber e executar este trabalho de investigação foi útil porque permitiu integrar diferentes áreas da ciência. Do ponto de vista ambiental, foram adquiridos conhecimentos significativos sobre o funcionamento dos subsistemas estudados, que servirão de guia para outras investigações relacionadas com o problema da contaminação farmacológica e a identificação de moléculas biologicamente activas.
- A medicina ecológica é uma medicina preventiva, complementar da medicina clínica e da medicina epidemiológica.

8.2 CONTRIBUIÇÕES E PROJECÇÕES

Este trabalho foi pioneiro na região NOA em termos da presença e do comportamento do fármaco num ambiente natural, alargando assim o processo de estudo de um fármaco.

O fármaco, transformado em resíduo químico do medicamento, atinge o ambiente natural após ser utilizado por uma população. Isso mostra que o produto farmacêutico não encerra seu ciclo de vida na fase farmacoepidemiológica.

O processo de estudo foi desenvolvido num espaço que transcende os limites da ciência farmacológica, onde foram utilizados marcos teóricos e métodos da ecologia, tornando este novo espaço um espaço interdisciplinar: ***a Farmacoecologia***. Trata-se de uma visão holística, que conseguiu articular o conhecimento gerado em etapas anteriores do estudo de um medicamento, com o conhecimento em processo, e integrar a farmacologia com outras especialidades, apagando as fronteiras disciplinares. A utilização da abordagem eco-sistémica da saúde humana assumida pela Teoria Geral dos Sistemas foi além do fármaco-medicamento ao considerar também o ambiente em que se encontra e os efeitos que comprometem a saúde e a vida. O exposto fundamenta a transversalidade desta nova área de estudo com a Medicina Ecológica, que cuida do ambiente com uma visão biocêntrica, protege a vida em todas as suas expressões e é também o complemento necessário à Medicina Clínica e à Medicina Epidemiológica. Existe pouca informação sobre os efeitos nocivos dos princípios activos farmacêuticos (API) no ambiente natural. Também não se conhece em profundidade o efeito destes poluentes sobre os indivíduos e as populações da fauna e da flora, as comunidades biológicas, as espécies e os seus ecossistemas hospedeiros. Alguns países dispõem de estudos de avaliação da biodiversidade, mas estes não são sistemáticos, sendo antes o resultado de esforços e iniciativas dispersas e isoladas com o objetivo fundamental de detetar os IFA, identificá-los e determinar a sua concentração. Em geral, o foco foi o poluente, sem considerar que os danos à biota quebram o equilíbrio do seu ecossistema, um aspeto muito valorizado pela Medicina Ecológica, uma vez que a saúde humana depende do estado de um ecossistema. O ecossistema aquático, onde se iniciou a investigação, é de grande importância para a vida da nossa região NOA. Foi estudada a interação de dois sistemas abertos: o urbano e o natural em relação ao impacto ambiental dos esgotos de San Miguel de Tucumán, que transportam poluentes emergentes, incluindo IFA e resíduos agro-industriais. O sub-ecossistema em contacto com estes esgotos encontra-se em estado de degradação ambiental, pelo que é necessário trabalhar para a transformação de San Miguel de Tucumán numa cidade verde. A visão socio-científica é crucial para a construção deste conhecimento da poluição farmacológica do ambiente. Esta visão sociocientífica coloca as actividades de farmacovigilância como um modelo de prevenção da saúde, integrando-a com estratégias farmacoepidemiológicas que promovem o uso racional dos medicamentos e a regulação dos IFAs mais perigosos para o ambiente. É importante salientar que se trata de um grupo de poluentes não regulamentados. Em relação aos medicamentos, é necessário fortalecer ações educativas que enfatizem o uso de formulações institucionais de medicamentos, a serem utilizadas em espaços de saúde responsáveis pela maior geração de resíduos químicos de origem farmacológica, como os hospitais, induzindo a necessidade dos chamados hospitais verdes. Práticas sustentáveis e processos eco-eficientes durante a produção e utilização de medicamentos são a base para o cuidado ambiental. Os processos eco-eficientes devem ser implementados ao longo de toda a cadeia do medicamento, com intervenções farmacológicas eficazes e económicas do ponto de vista ambiental. A cadeia do medicamento é um sistema social; a sua eficiência depende de influências políticas, económicas e culturais, muitas vezes contrárias aos conceitos de utilização racional dos medicamentos, o que a transforma num perigo para a saúde humana, vegetal e animal.

Os resultados deste trabalho de tese de doutoramento permitiram, pela primeira vez na região NOA, estabelecer o momento e o local certos para a pesquisa de IFA. Contribuiu também para a deteção de moléculas orgânicas que se movimentam no ecossistema delimitado, cuja incerteza sobre o seu comportamento incentivou futuros estudos de identificação.

Os nossos resultados mostram a necessidade de aplicar o Princípio da Precaução: "em caso de ameaça para o ambiente ou para a saúde e numa situação de incerteza científica, exige que sejam tomadas medidas adequadas para evitar danos". Este domínio científico,

farmacoecológico, tem um perfil próprio e merece ser abordado em profundidade.

8.3 GLOSSÁRIO ECOLÓGICO

Ambiente: conjunto de factores externos que actuam sobre um organismo, uma população, uma comunidade, influenciando a sobrevivência, o crescimento, o desenvolvimento e a reprodução dos seres vivos, bem como a estrutura e a dinâmica das populações.

Biocenose: (também designada por comunidade biótica, comunidade biológica, comunidade ecológica ou simplesmente comunidade) é o conjunto de populações biológicas que coexistem no espaço e no tempo. Estas espécies ocorrem num espaço definido, denominado biótopo, que proporciona as condições ambientais necessárias à sua sobrevivência. Pode ser dividida em fitocenose (conjunto de espécies vegetais), zoocenose (conjunto de animais) e microbiocenose (conjunto de microrganismos).

Biótopo: (do grego βίος *bios*, "vida" e τόπος *topos*, "lugar"), em ecologia, é uma área de condições ambientais uniformes que proporciona espaço vital para um conjunto de flora e fauna. Biótopo é quase sinónimo do termo habitat, com a diferença de que habitat se refere a espécies ou populações, enquanto biótopo se refere a comunidades biológicas. Um termo que significa literalmente ambiente vivo e se aplica ao espaço físico limitado e natural em que vive uma biocenose. A biocenose e o biótopo formam um ecossistema.

A biodiversidade é a variabilidade entre os organismos vivos de todas as origens, incluindo, entre outros, os ecossistemas terrestres e marinhos e outros sistemas aquáticos, e os complexos ecológicos de que fazem parte; inclui a diversidade dentro das espécies, entre espécies e dos ecossistemas.

Biocida: substâncias químicas utilizadas para controlar ou destruir as pragas.

Biodegradável: aplicado a substâncias que podem ser degradadas pela ação de um agente biológico.

Cadeia alimentar: etapas sequenciais que os organismos seguem desde os produtores até aos consumidores, alimentando-se a vários níveis tróficos.

Carga poluente ou carga mássica: medida que representa a massa de poluente por unidade de tempo, que é descarregada por um fluxo de resíduos, expressa em kg/d, T/dia ou tonelada/ano.

Qualidade da água: é um termo utilizado para descrever as caraterísticas químicas, físicas e biológicas da água.

Qualidade ambiental: representa as caraterísticas qualitativas e/ou quantitativas inerentes ao ambiente em geral ou a um ambiente específico, e a sua relação com a capacidade relativa do ambiente para satisfazer as necessidades humanas e/ou do ecossistema. **A qualidade** ambiental é medida pela saúde **dos ecossistemas** e pela sua integridade. **A qualidade** ambiental influencia diretamente a saúde e os meios de subsistência da sociedade, embora seja um conceito que engloba uma vasta gama de factores.

Ciclo de vida: As diferentes fases pelas quais um organismo passa sucessivamente. Vai desde o desenvolvimento embrionário e as fases larvares até à descendência.

Comunidade: conglomerado biológico que inclui todas as populações que vivem numa determinada área.

Poluição: modificações ou alterações prejudiciais das condições ambientais devidas à presença de elementos ou agentes nocivos (físicos, biológicos, químicos).

Contaminante(s): uma substância que se encontra num meio ao qual não pertence ou cuja presença se encontra a níveis que podem causar efeitos (adversos).

Ecossistema: qualquer unidade que inclua todos os organismos numa determinada área, interagindo com o ambiente físico de tal forma que um fluxo de energia conduza a uma estrutura trófica claramente definida, diversidade biótica e ciclos de materiais. Ou seja, uma troca de materiais entre partes vivas e não vivas dentro do sistema é um ecossistema.

Efeito de rede: O efeito de rede ou externalidade de rede é utilizado para descrever situações em que o consumo de uma população tem consequências negativas para outras, pelo que um problema local é regionalizado.

Eutrofização: Processo natural nos ecossistemas aquáticos, especialmente em lagos e rios, caracterizado por um aumento da concentração de nutrientes, com consequentes alterações na composição da comunidade viva.

Exposição: O contacto de uma população ou indivíduo com um agente químico ou físico. A magnitude da exposição é determinada pela medição ou estimativa da quantidade (concentração) do agente que está presente na superfície de contacto (pulmões, intestino, pele, etc.) durante um período específico.

Impacto ambiental: também conhecido como impacto antropogénico ou impacto antropogénico, é a alteração ou modificação causada por uma ação humana no ambiente. Dado que todas as acções humanas têm, de alguma forma, impacto no ambiente, o impacto ambiental distingue-se de um simples efeito, avaliando se a ação empreendida é suscetível de alterar a qualidade do ambiente.

Perfil epidemiológico: é a expressão do peso da doença (estado de saúde) sofrido pela população, cuja descrição requer a identificação das suas caraterísticas definidoras. Estas caraterísticas incluem a mortalidade, a morbilidade e a qualidade de vida.

População: um grupo de organismos da mesma espécie, que se reproduzem livremente entre si e que habitam uma determinada área.

Resiliência: refere-se à rapidez com que uma comunidade regressa ao seu estado inicial depois de ter sido perturbada por uma perturbação e deslocada desse estado.

Sistema biológico: Um sistema biológico é uma rede complexa de entidades biologicamente relevantes. A organização biológica abrange várias escalas e é determinada por estruturas diferentes consoante o sistema.

Rede biológica: **um** sistema baseado em subunidades ligadas entre si num todo, **por exemplo**, as teias alimentares num ecossistema, que permite o fluxo de energia.

Sustentabilidade: que pode ser sustentada ao longo do tempo sem esgotar os seus recursos ou danificar o ambiente.

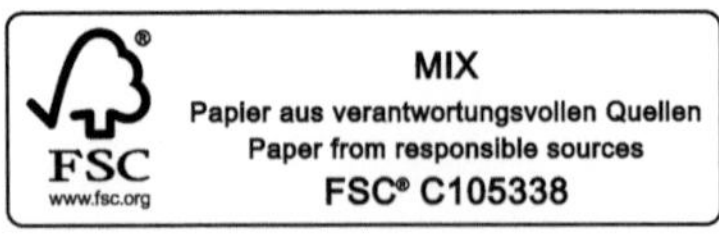

Printed by Books on Demand GmbH, Norderstedt / Germany